吃法決定活法 2

Eating for Health

改變病況和壞體質

作者——四代中醫傳人 陳允斌

時報出版

緣起——

四代中醫傳承的善人偏方

我的外曾祖父劉月岩，家族世代以行醫為業。到了他這一代，正是民國時期，戰爭不斷，很多人無錢買藥。月岩公於是專門研究用食物和野菜治病的藥方，開給窮人吃，救了許多人。當地的人因此稱他為「劉善人」。

經過幾代人的驗證，月岩公留下的食療方法，效果都十分顯著。

母親曾有一位同事被確診為肺癌晚期，並作了手術切除。醫生明確地表示，他活不過半年，已經沒有繼續治療的必要了。母親給他開了一帖家傳偏方：荸薺。每天大量生吃、煮來吃、燉來喝，能吃多少就吃多少，再輔以中藥湯劑調理，病人就這樣一天天好轉了。二十多年後，母親偶遇此人的兒子，問及其父健康狀況。其子笑答：「我父親身體很好，而且越活越年輕了！」

為了讓祖輩多年實踐的心血結晶能夠幫助更多的人，幾年前我開始將這些家傳的偏方公開，並陸續整理成書。此前，我曾問過母親和兩位姨母的意見，是否同意將這些寶貴的祕方公諸於眾？母親說了一個陳年往事給我聽：

清末一年盛夏，一個外來的腳伕路過鎮上，突然暈厥倒地，大家請來幾位老大夫，都束手無策，眼看這人就要沒命了。當年月岩公才二十來歲，是初出茅廬的醫界後輩。

他來了一看，馬上說：「此人有救。」當場開了一個方子，其中有一味是蟾酥，其他大夫看後不禁大驚失色，紛紛勸他：「這可是劇毒之物，豈敢擅用？要是出了事，你可要惹上人命官司了！」

月岩公說：「我看此人並沒有大病，不過是中暑極嚴重，導致暈厥氣閉，性命危急。蟾酥開竅最快，非常時刻，當用非常之物，方能救命。」

之後果然一劑奏效，腳伕全家感激涕零，專程從外地趕來，給月岩公跪下磕頭，感謝他的救命之恩。

有朋友問月岩公：「這人只是個路過的，跟你非親非故，你何必冒這麼大風險呢？」

月岩公答道：「人家是拖兒帶女的人，我怎麼忍心顧及一己之私，見死不救呢？」

聽完了這個故事，我想起唐代大醫家孫思邈說過的四個字「大醫精誠」。何謂

「大醫」？唯有醫德與醫術兩者兼備才可稱之。中醫的準則是濟世救人。憑我們的一己之力只能治療身邊的人，如果將家傳祕方寫到書中，推廣出去，就能幫助更多人免除疾病的痛苦，那是更大的功德。

這便是這一系列食療養生書籍面世的緣起。

本書中，如果是需要特別注意食方的用量、做法，內文中都已經明確標示，而沒有標明的，我們根據自己平時的飲食習慣、食用人數的多寡來調整即可。

野菜、蔬果、蛋 嚴選食譜

・祛濕毒・ 涼拌芹菜根・空心菜老稈炒黃豆・炒茄蒂

・糖尿病患者福音・ 香椿茶・陳皮牛肉

・迅速補氣血・ 米粥煮雞蛋・生薑紅棗茶

・抗發炎・ 魚腥草水・繁縷糖水

・護養肝肺脾胃・ 香拌馬齒莧・西瓜皮燒肉

涼拌芹菜根

材料：芹菜根適量，鹽、醬油、醋、糖、辣椒油適量

做法：

1. 芹菜根洗淨，用熱麵粉水泡洗乾淨後，再用開水燙一下。
2. 用鹽醃十分鐘，然後拌入醬油、醋、糖、辣椒油即可。

詳細養生說明
請見本書一〇〇頁

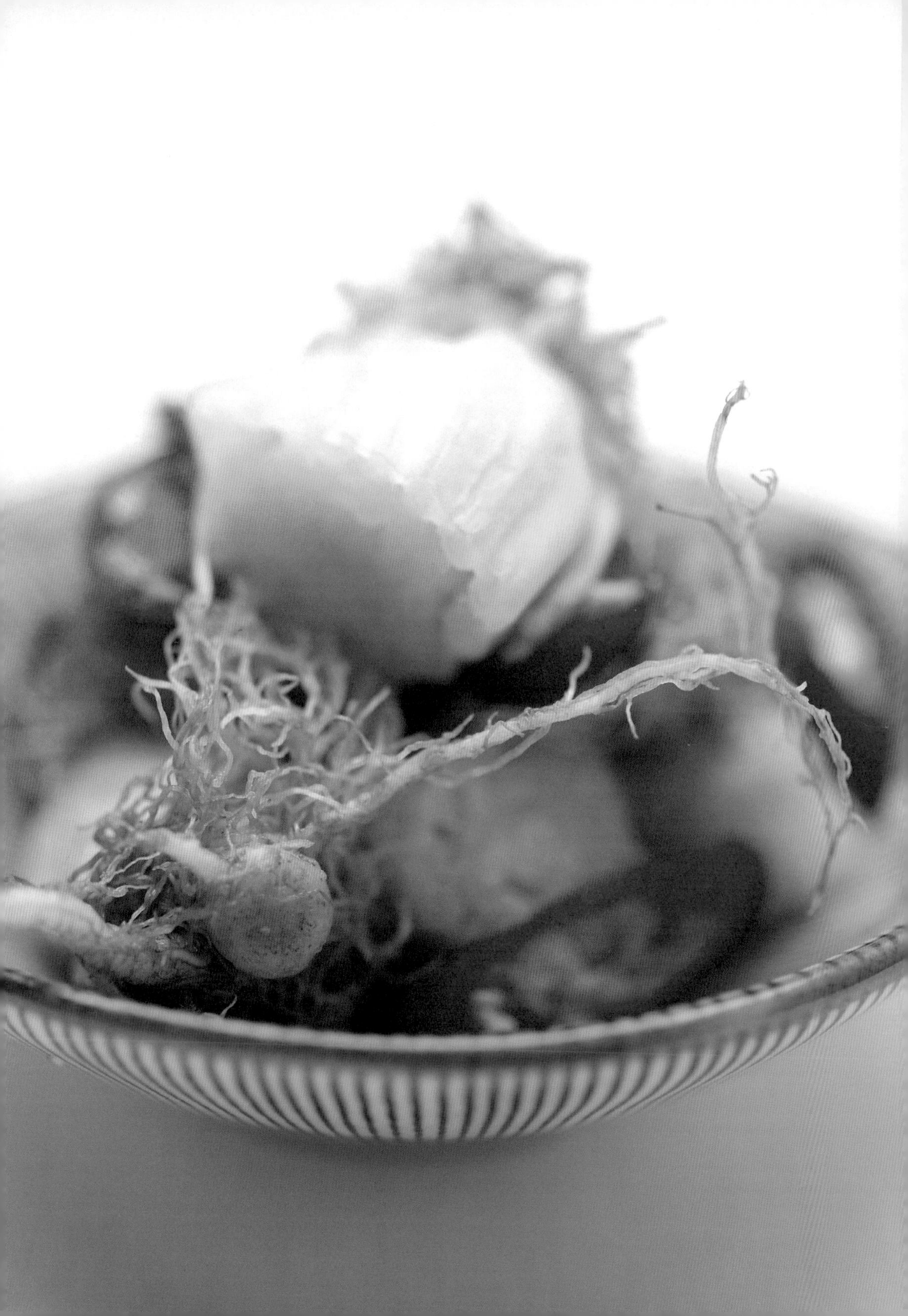

空心菜老稈炒黃豆

材料：空心菜老桿一把、黃豆適量、鹽適量

做法：

1. 將空心菜的粗稈切成約二公分的長度。
2. 黃豆先下油鍋，用小火炸酥。
3. 放入空心菜的稈，跟黃豆一起翻炒。炒著炒著，黃豆會一粒粒鑽進空心菜稈裡。
4. 放點鹽拌炒兩下，起鍋。

炒這道菜有兩個小竅門：

一、黃豆要先炸酥，炸到黃豆皮有點發皺的感覺；

二、空心菜的菜稈要用稍微粗一點的老稈，下鍋後要反覆翻炒。

詳細養生說明
請見本書一二六頁

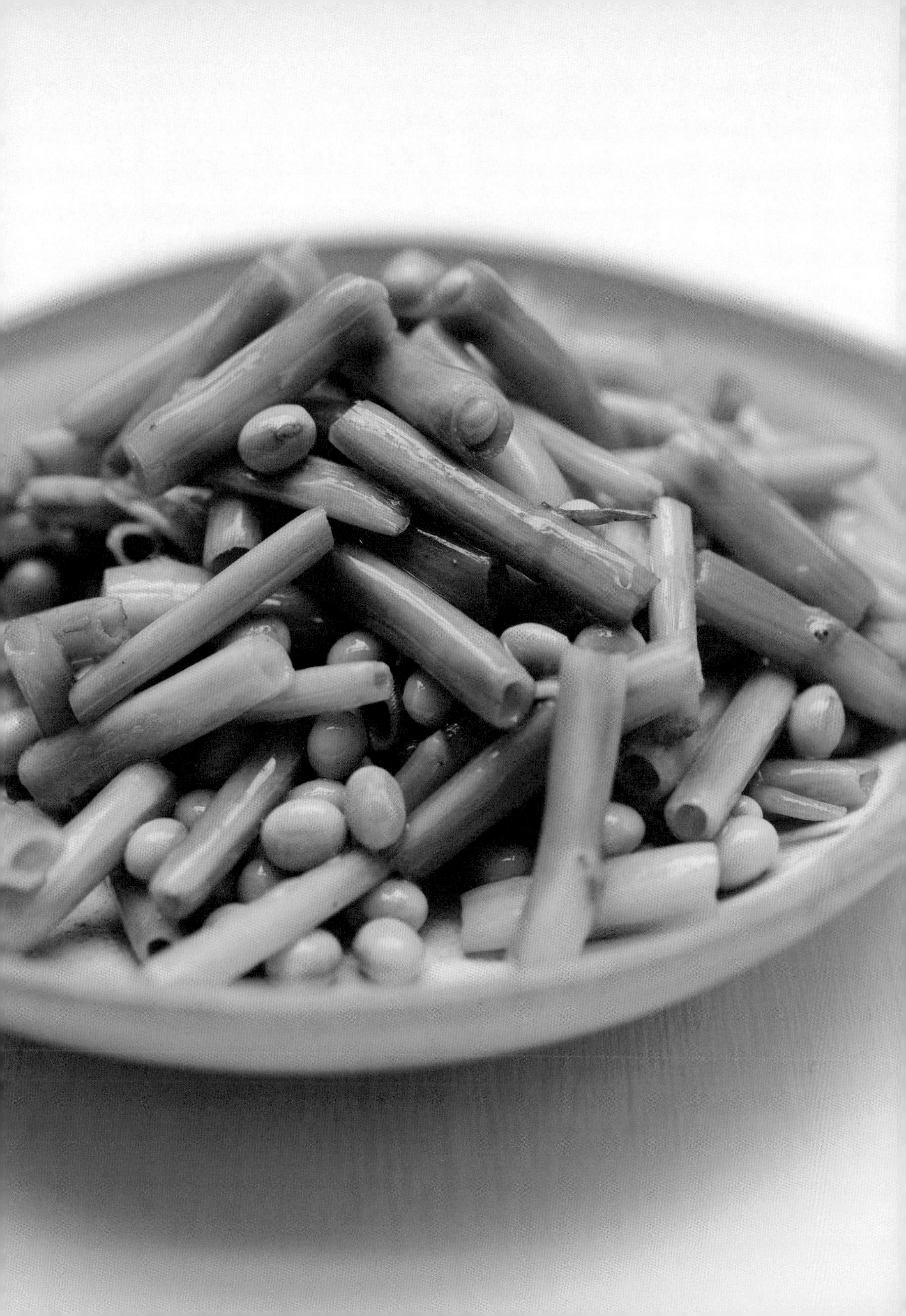

嚴選 3

去濕毒——

排濕毒、有助口腔時常潰瘍患者

炒茄蒂

材料：茄蒂約五、六個、辣椒一根、鹽適量

做法：

1. 把茄蒂洗淨，撕成兩半，去掉中間硬梗，把頭部厚的地方切薄一點；辣椒切成滾刀塊。
2. 炒鍋裡放點油，先放茄蒂下鍋煸炒。煸熟以後，盛到盤子裡。鍋裡再下油，放辣椒炒熟，撒少許鹽，盛出。
3. 再次倒入茄蒂，加鹽適量，再倒入辣椒，一起拌炒幾下，起鍋。

茄蒂有「收斂創口」的作用。比如口舌生瘡，吃茄蒂可以幫助潰瘍面儘快收口。茄蒂是祛濕解毒的，常吃它能避免濕毒鬱積，殃及口腔，對防治口腔潰瘍特別有效。

詳細養生說明
請見本書一三一頁

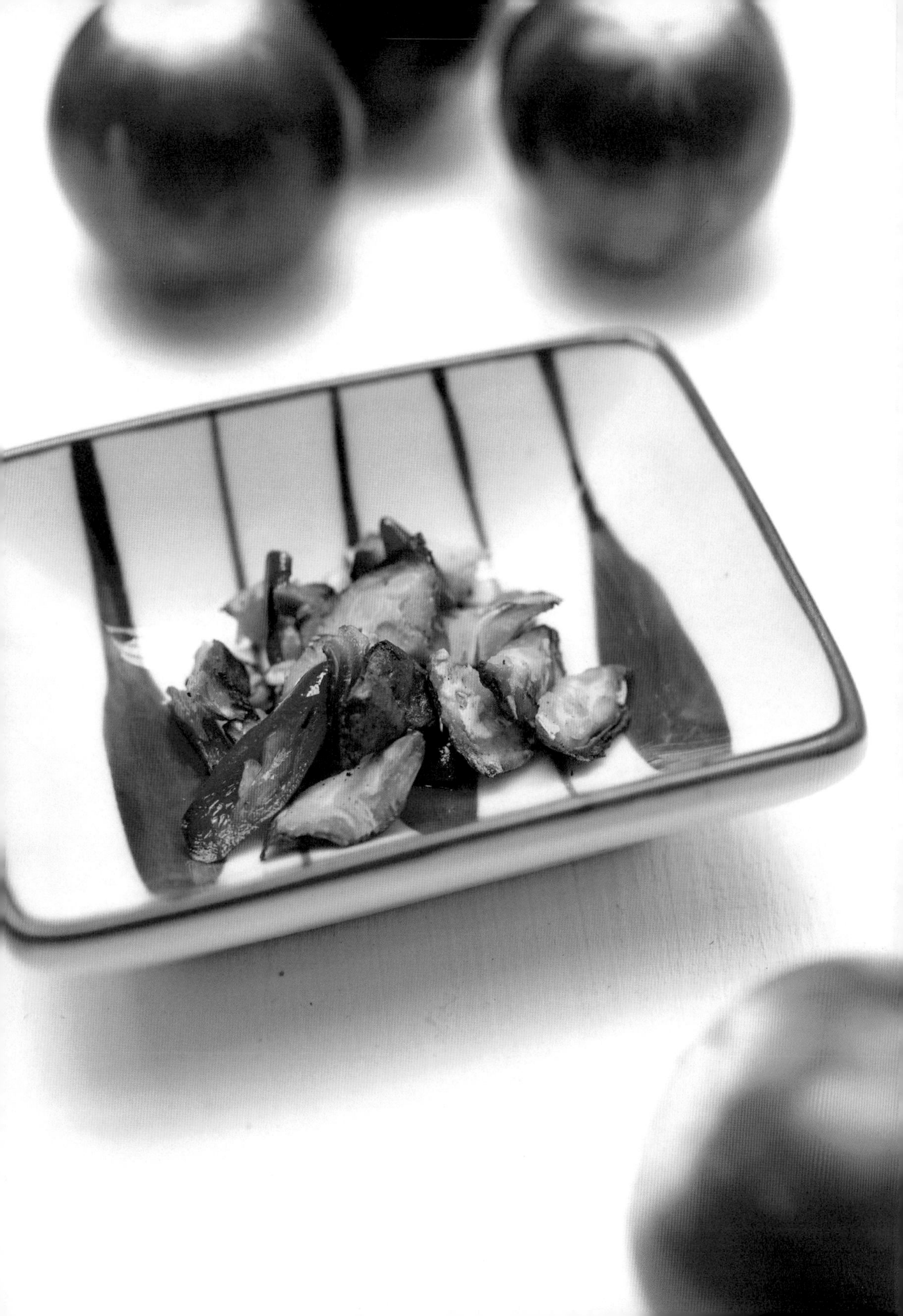

香椿茶

材料：香椿葉（乾品）適量

做法：

1. 若取得的是鮮品香椿，可將香椿葉曬乾，搓碎保存。
2. 取適量香椿葉，用水煮十分鐘，或是直接用開水沖泡，當作茶來喝。每天早中晚喝三次。

這道香椿茶方能控制血糖，預防糖尿病慢性併發症。適合患糖尿病時間較久的人。長期患糖尿病的人，往往脾腎都虛。有的出現各種慢性併發症，比如全身酸痛、手腳發麻、血壓不穩定等。

這種體虛的糖尿病朋友，用這個的方子堅持吃一兩個月，會發現身體有意想不到的變化，各種不適感得到緩解。有的朋友甚至發現，吃藥也難以控制的血糖有所改善了。

詳細養生說明
請見本書一〇七頁

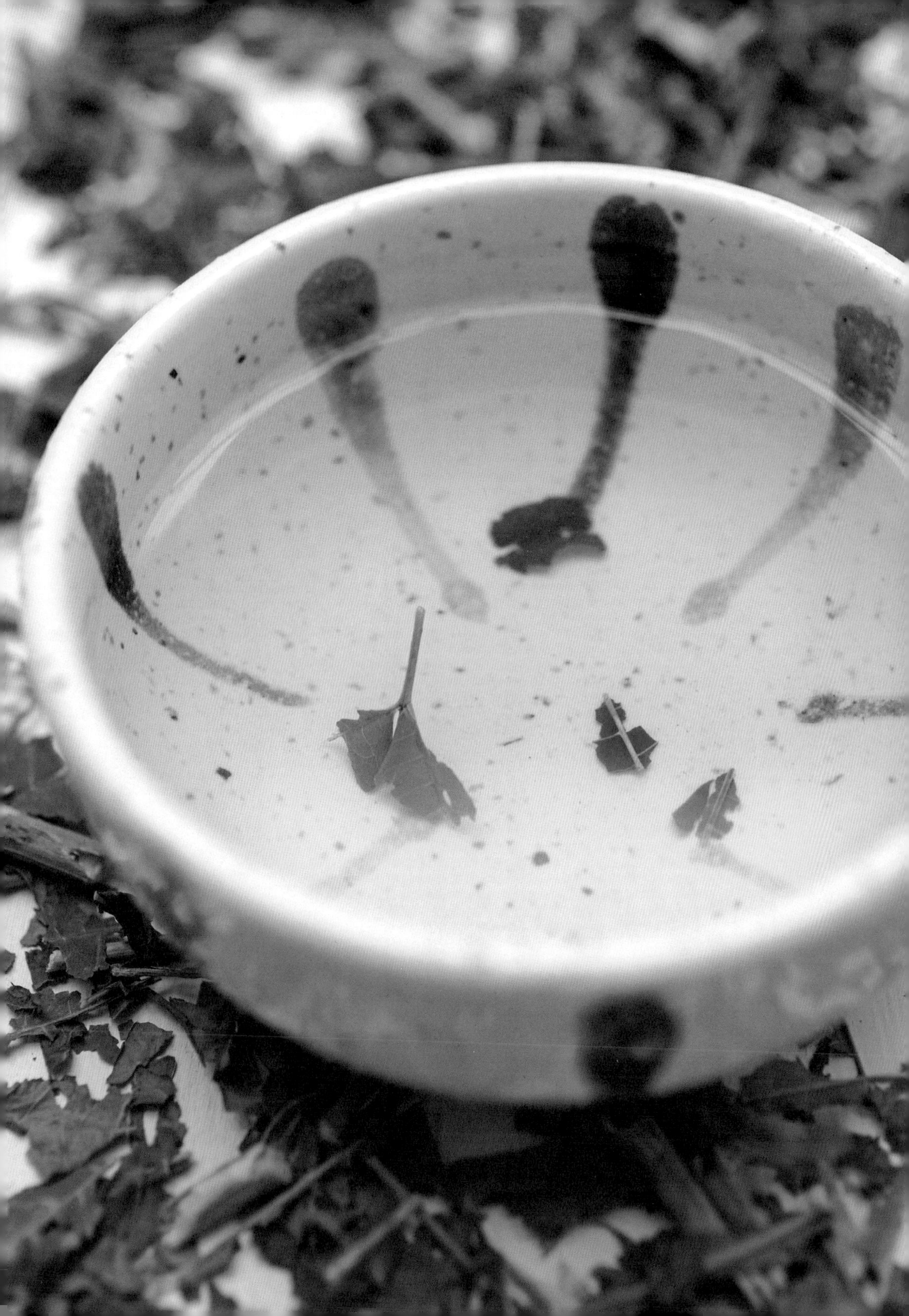

陳皮牛肉

材料：牛肉、陳皮（比例約是半斤牛肉，用一至二個橘子的陳皮就夠了），豆瓣醬、醬油適量，酒釀適量（酒釀可以用料理米酒加少許白糖和水代替）

做法：

1. 把陳皮和牛肉都切成絲。
2. 鍋內放油，開大火，將牛肉絲下鍋爆炒到斷生，放一勺豆瓣醬、陳皮絲翻炒兩下。
3. 加酒釀（或是料理米酒、白糖、水）、醬油煮一會兒，至湯汁快收乾時起鍋。

喜歡蔬菜的人，可以放一點胡蘿蔔塊，在上述加酒釀和醬油的步驟後入鍋，用中火，跟牛肉一起煮。

詳細養生說明
請見本書一九五頁

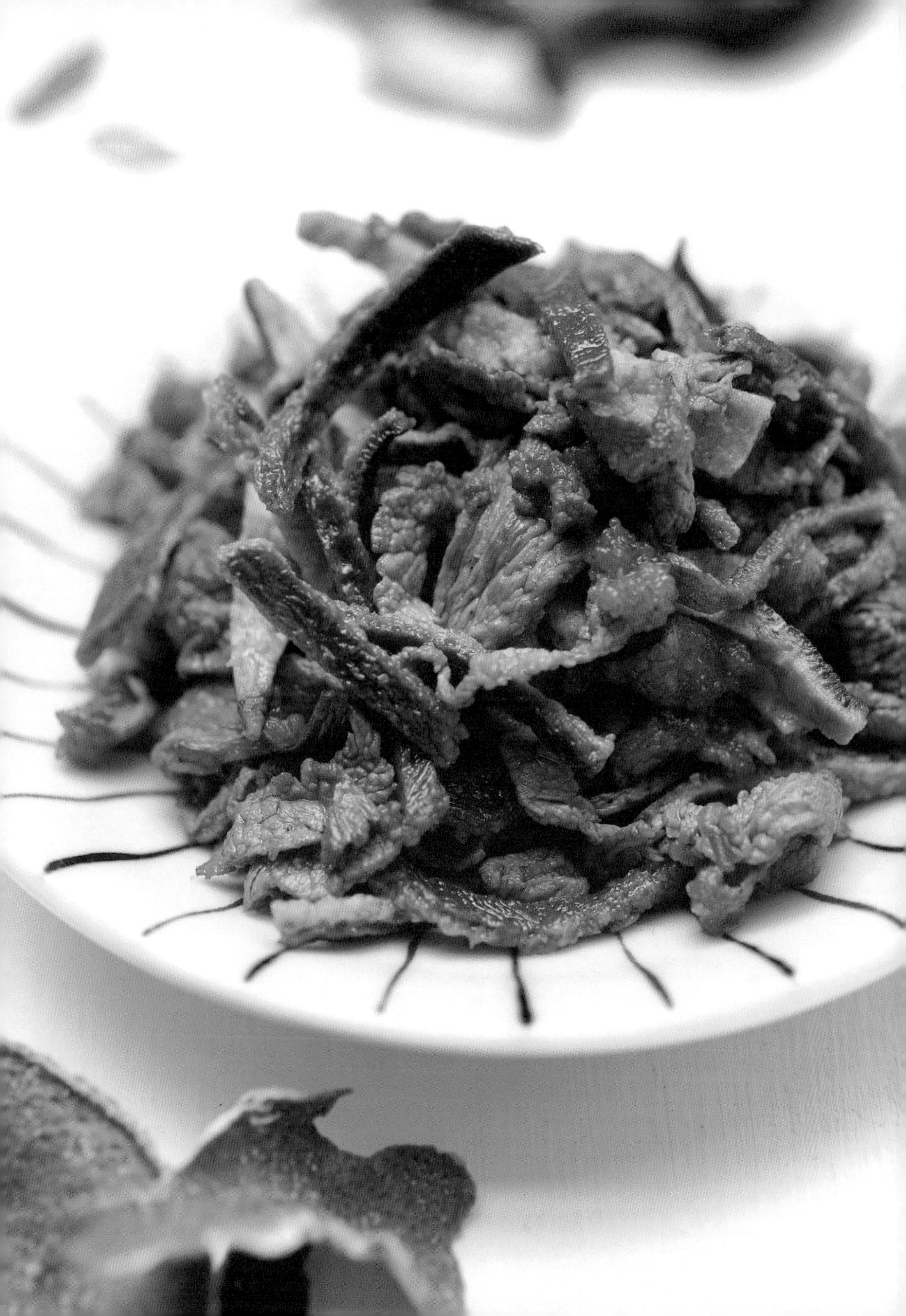

嚴選 6

迅速補氣血——

效果相當於吃補中益氣丸

米粥煮雞蛋

材料：粥、雞蛋

做法：

1. 把雞蛋洗乾淨，不要剝殼，放在煮粥的鍋裡一起煮熟。
2. 一定要在一開始水還是涼的時候下鍋，否則雞蛋會裂開。
3. 熟了以後，把雞蛋撈出來，剝殼就可以吃了。

米粥煮的雞蛋，剝開來看顏色是潤澤的玉色，而且吃起來更香。這樣煮出來的雞蛋，補益氣血的作用極強。如果你是中氣不足的人，說話有氣無力，或有內臟下垂的症狀，每天吃一個，很快就可以看到效果。

詳細養生說明
請見本書二七〇頁

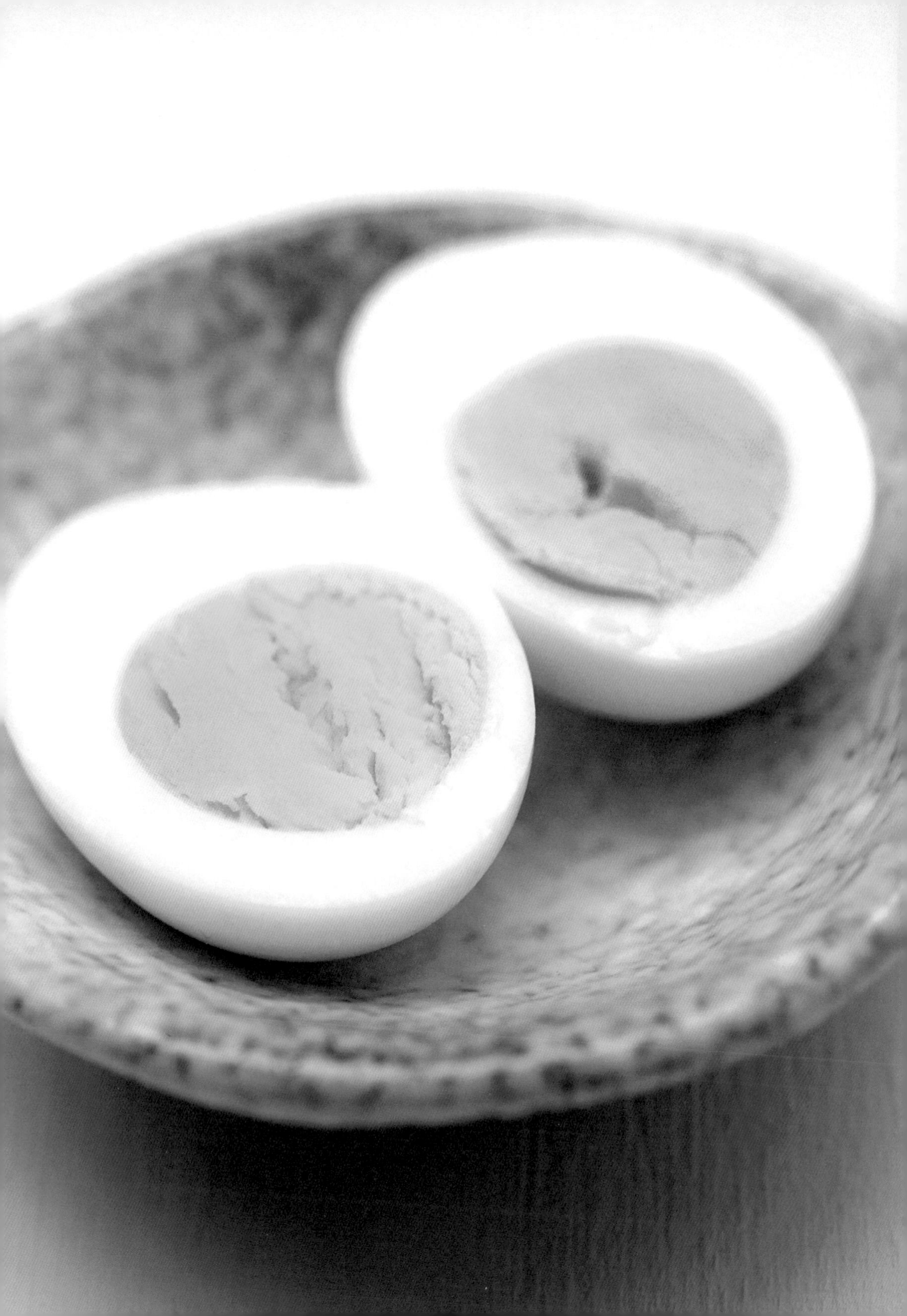

嚴選 7

迅速補氣血——

調理氣血虛弱，增強抵抗力

生薑紅棗茶

材料：紅棗、生薑

做法：

1. 紅棗、生薑洗淨，生薑切塊或切片皆可。
2. 將紅棗和生薑一併放入冷水鍋，煮至滾沸出味即可。

如果是脾胃虛弱的人，可以將生薑改為陳皮，做法相同。

詳細養生說明
請見本書二〇九頁

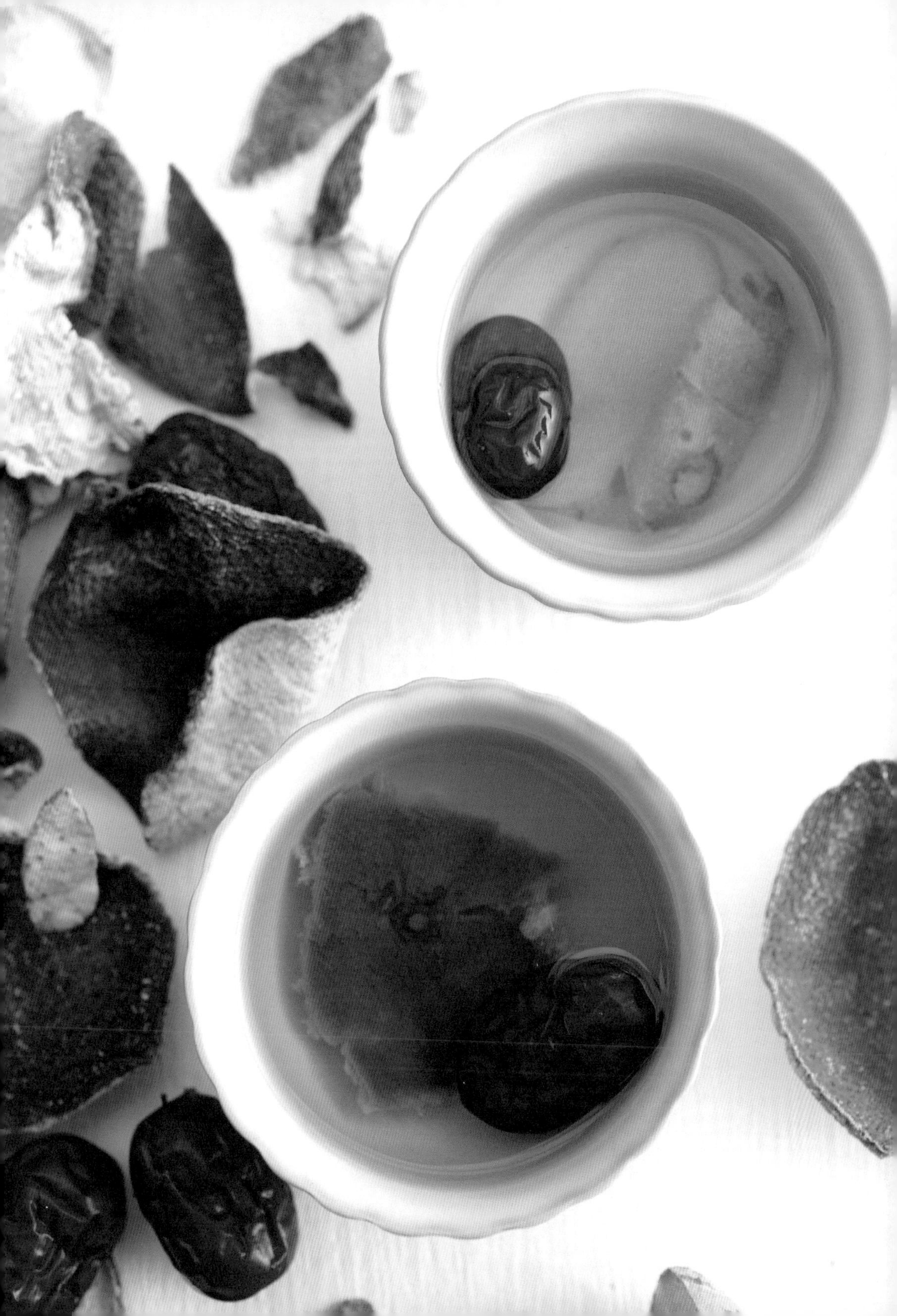

嚴選 8

抗發炎——

調理上呼吸道感染、退燒止咳、解菸毒

魚腥草水

材料：乾品魚腥草。

做法：

1. 到草藥店買魚腥草，每次使用時抓一把（約三十克），加入冷水，水量稍微淹沒魚腥草就可以，大火煮開以後，再煮約二分鐘，關火，把藥湯瀝出來就可以喝了。
2. 煮過的魚腥草不要倒掉，下次喝的時候還可以加水，用同樣的方法再煮一次，再喝。一共可以煮三次，正好夠一天的量。
3. 你也可以連續煮三次，把三次的藥湯混合在一起喝，效果更好。

如果不方便開火煮水，比如在上班的時候，也可以直接拿乾魚腥草泡茶喝。多用一點兒魚腥草，沖入沸水，多泡一會兒，也能有作用。

如果能接受新鮮魚腥草的氣味，那最好用鮮品。新鮮魚腥草所含的有效成分是最多的，比乾品更佳。

詳細養生說明
請見本書魚腥草篇

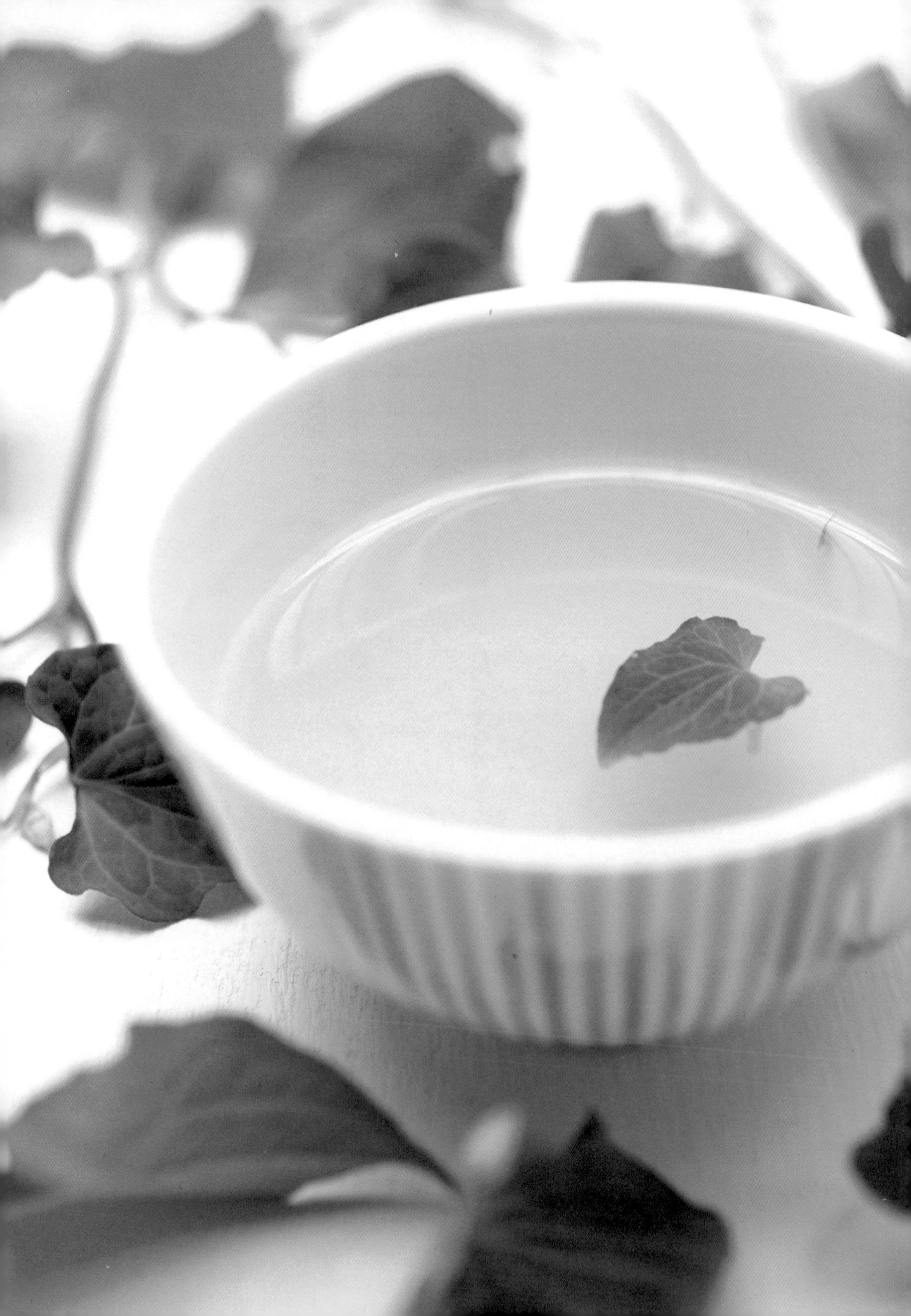

嚴選 9

抗發炎——

調理虛火型的的慢性咽喉炎

繁縷糖水

材料：繁縷一把，約一百克（可用乾品，但鮮品更好）、白糖適量、紗布

做法：

1. 將一把繁縷放在碗裡搗碎，然後沖入開水。
2. 用乾淨紗布過濾渣，留下汁液，加一點白糖。
3. 每日早晚各喝一杯，久服見效。

繁縷一定要用開水沖泡，不能放鍋裡煮，否則就沒有效果了。

特別注意，孕婦不要吃繁縷。

詳細養生說明
請見本書八〇頁

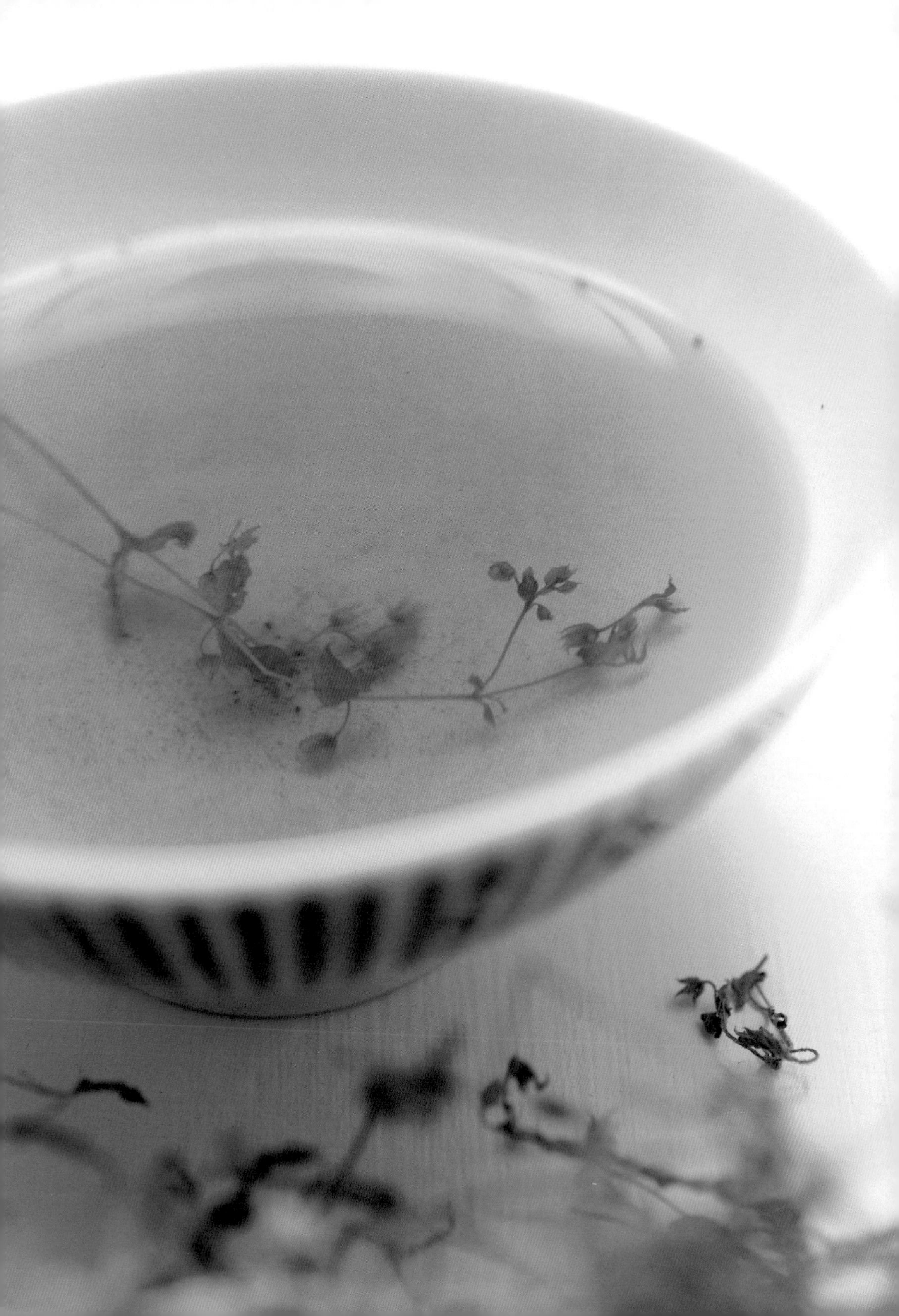

香拌馬齒莧

材料：新鮮的馬齒莧適量，蒜頭（泥）、香油、白糖適量

做法：

1. 先將鍋中的水煮沸，把新鮮的馬齒莧入鍋汆燙約二分鐘，撈出來過一下涼水。
2. 拌一點蒜泥和香油當涼菜吃。
3. 汆燙過馬齒莧的水不要倒掉，加適量白糖喝下。

中醫講究「酸甘化陰」，白糖有清熱解毒的作用，酸味的馬齒莧加上甜味的白糖，能有滋生體液的作用，可以緩解拉肚子造成的脫水症狀。

注意不要用紅糖，因為紅糖是溫性的，與調理的方向相反。

詳細養生說明
請見本書六八頁

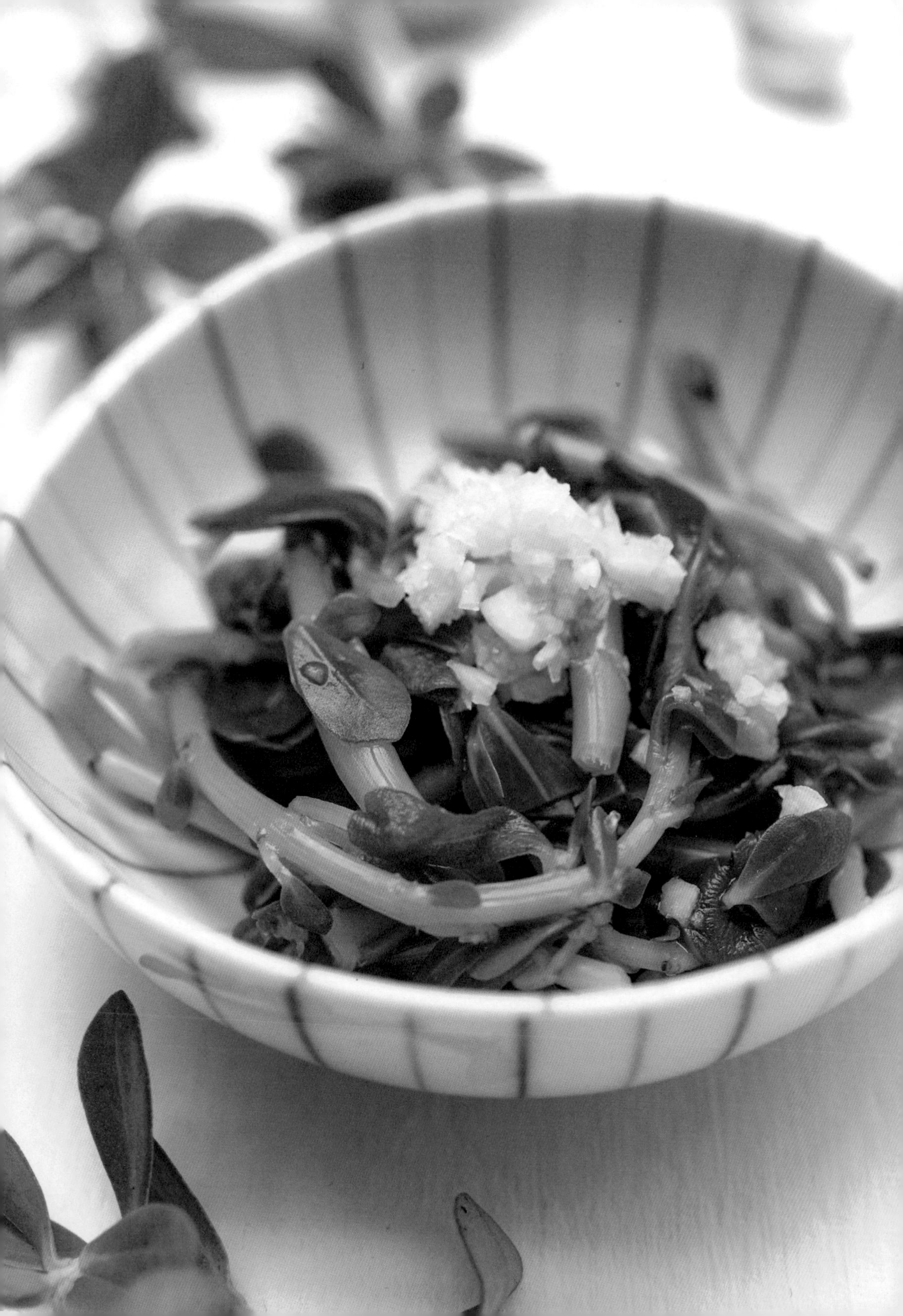

西瓜皮燒肉

材料：西瓜皮、五花肉（比例約是1：1），黃酒、醬油、糖、鹽適量

做法：

1. 西瓜皮去掉青皮，刮掉紅肉，切成方塊。
2. 鍋裡少油，先下薑片爆香，接著下肉翻炒，倒入黃酒、下醬油、加少許糖、鹽，再放西瓜皮拌炒。
3. 醬汁燒開後，以小火將食材煨熟，再用大火收汁起鍋。

西瓜的內皮經過烹煮之後，寒性會減弱，就不易傷及脾胃。且糖度降低許多，所以也是適合糖尿病患吃的料理。

詳細養生說明
請見本書二五八頁

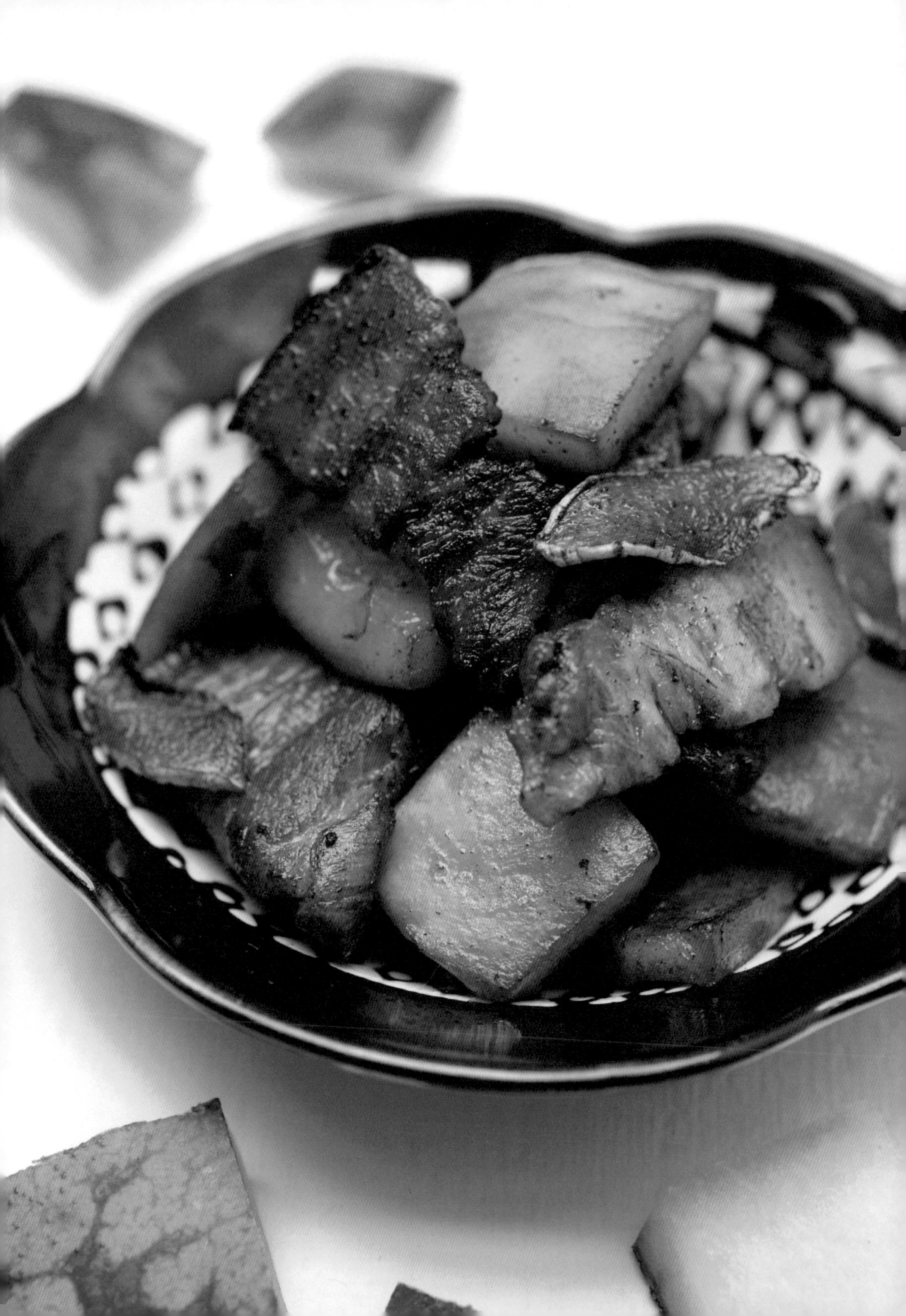

目錄

吃法
決定活法

第一章 野菜

野菜 1

魚腥草

神奇魚腥草，天然抗生素

十九年間膽厭嘗，盤饈野味當含香。
春風又長新芽甲，好擷青青薦越王。

這是南宋狀元王十朋的一首《詠蕺》詩。詩中的蕺菜，有些地區把它叫作豬鼻孔、蕺爾根或是折耳根，而更為大家熟知的，是它的中藥名——魚腥草。

魚腥草原來是一種野菜。例如涼拌折耳根，就是一道脆嫩鮮香的野菜料理，每到夏天，我就開始懷念這道風味獨特的美食了。

歷史上，有一個人吃魚腥草吃出了一個千古流傳的故事，這個人就是鼎鼎大名的越王勾踐，他帶領越國人打敗吳王夫差的故事一直為後人所稱道。在這個故事中，勾踐在吳國當囚徒，曾為吳王嘗糞，結果得了病，口臭很厲害（應該是病菌感染引起），醫生讓他採蕺菜來吃，治好了他的病。

在越國的古都紹興，至今還有一座蕺山，就是當年勾踐採蕺菜的所在之處。上面王十朋的詩，詠的正是這個典故。

看南宋人寫的詩，還提到了越女採蕺到市場上販賣，且「論價不止金與玉」。當時杭州是首都，可見至少到南宋時，人們還很熱衷於吃蕺菜。

可惜這個傳統並沒有流傳下來，如今只有中國西南地區的人吃得比較多。西南地區的人喜歡蕺菜，不僅採野生的來吃，也廣泛種植，蕺菜是他們餐桌上常見的一道蔬菜料理。

在北京，偶爾也能在超市或菜市見到魚腥草。由於南方人愛吃，供不應求，價格頗為昂貴。

夏季餐桌上常備一盤涼拌折耳根，開胃解暑，還能保健祛病，真是一舉兩得。

魚腥草，各種炎症都能消

作為中藥的魚腥草，更為現代人所熟知。魚腥草是天然而又安全的抗生素，能夠清熱、消炎、抗病毒。

魚腥草作為植物抗生素，最難得的是它的藥性可以通達人體的上中下三焦。上至咽喉炎、肺炎，下至尿道炎、陰道炎、腎炎，外至皮膚的炎症和皰疹，都有效果。

有時候炎症發生在體內，人可能意識不到，只有到醫院做血液檢查，發現有白血球數量升高的現象，才確定是發炎了。這時候，即使搞不清楚是哪裡發炎，馬上用魚腥草來調理，保證很快就能見效。

對於各種細菌、病毒引起的感染，如風熱感冒、流感、泌尿系統感染、生殖系統感染等，魚腥草都是它們的剋星。

就中醫的角度來說，當身體濕熱程度比較嚴重的時候，就會出現發炎的症狀。因此，我們不一定要等到血液指標發生變化，只要你感覺體內有濕熱，吃點魚腥草就可以幫助祛濕除熱。

魚腥草消炎、抗感染的作用到底有多神奇呢？舉例來說：

一、每日飲魚腥草湯，調理黃疸型肝炎

每天使用三台斤新鮮的魚腥草煎成濃濃的湯，代茶頻飲，可以調理黃疸型肝炎。各種肝炎都可能引起黃疸。黃疸是身體有嚴重濕熱的表現。魚腥草可以消炎，徹底祛除身體的濕熱。肝炎病毒沒有了賴以滋生的土壤，自然就不能作怪了。

早在二十多年前，我的小阿姨曾用魚腥草調理好一個黃疸病人，到現在都沒有復發過。那是一位年輕男子，得了嚴重的黃疸型肝炎。當時小阿姨給他的調理方就只一味魚腥草。這個人每日持之以恆在家用大量的魚腥草煮水喝，過了一段時間，病就好了。

二、吸煙者一定要每天用乾魚腥草泡水喝

如果你明知吸煙的危害但就是戒不了煙，那麼，你至少可以為自己的健康做一件事：多喝魚腥草茶。

魚腥草是特別適合吸煙者的食物，它能清肺熱、解煙毒。

準備一些曬乾的魚腥草，每天取一點來泡水喝，能減輕抽煙對身體的損害，還可預防慢性咽喉炎、氣管炎，甚至肺癌。

不要嫌麻煩，這個小小的習慣會為你將來的健康帶來莫大的好處。而且魚腥草還有幫助戒煙的作用。想戒煙的人，每天喝點濃濃的魚腥草茶，就會不那麼想抽煙了。

魚腥草煮水喝退燒、止咳，能治上呼吸道感染

風熱感冒和流感屬於上呼吸道感染，典型症狀是發燒和喉嚨痛，甚至引起肺炎和水腫，有的人還會持續咳嗽兩三個星期。

在風熱感冒初起的時候，喝一些魚腥草水消炎，就可以有退燒的作用，這一招對於老人和小孩特別實用。因為一般的退燒藥和抗生素藥，對於老人和小孩來說副作用比較大，而魚腥草是食物，性味平和，非常安全。

一位七十多歲的老人家，夏天吃過晚飯後突然發燒38℃以上。他並沒有什麼別的症狀，只是喉嚨有些難受，這是單純的熱傷風。我讓他用魚腥草煮水，只喝了一次，當晚就退燒，第二天起來就沒事了。

老年人發燒可不是小事，若不好好處理很容易引起併發症。像上面這個例子，如果不是及時用魚腥草消炎，即使沒有引起併發症，過幾天燒退了，也不免要咳上一兩個星期。

野菜 1 魚腥草

調理感冒後遺症，喝魚腥草水有奇效

不僅是老年人，年輕人得了上呼吸道感染，往往也會拖上好長一段時間，不能斷根，咳嗽不止，很難受。這是身體內的濕熱餘毒沒有清除的關係，也就是炎症未消。

曾有一對年輕人，春節回南方老家過年，雙雙發燒感冒，打了好幾天點滴。回北京半個月，男孩仍然咳嗽不止，而女孩咳嗽的症狀雖然輕一些，卻總沒有胃口，有時還胃痛。

我告訴他們：「南方濕氣重，你們在那邊受了濕氣，這是外濕。過年你們肯定沒少大吃大喝，胃裡有積食，這是內濕。內外濕氣一夾攻，哪能不生病？雖然用抗生素勉強把燒給退了，但病因並沒有祛除，時間一長，濕氣又轉化為濕熱，引起炎症。男孩體質較好，炎症主要表現在呼吸系統，所以總是咳嗽；而女孩體質弱一些，不僅呼吸系統有問題，消化系統也出現了炎症，所以胃不舒服。而且，也許女孩自己沒意識到，那個濕氣很可能已經侵入你的下焦了。」

經我一提醒，女孩馬上想起，剛得感冒時覺得腰部下方的八髎穴發緊，非常難過，用熱水泡腳泡到全身發熱後，突然感覺一股熱氣上沖，把穴位衝開了，才感覺輕鬆了。

我說：「濕氣侵入人體往往是跟寒氣一塊兒來的，你及時泡腳把寒氣驅散了，這很好，但濕氣並沒有清除。現在我告訴你們倆緩解感冒的方法，也能順便幫你祛除下焦的濕氣。這個濕氣對你的脾和腎都有影響，我相信你現在有些便祕，但是排出來的大便卻並不乾硬，而是有些稀軟。」

女孩連連點頭，說：「正是如此。」

我問她：「你們是南方人，吃得慣魚腥草嗎？」她給了一個誇張的驚恐表情，笑答：「這個我們可實在吃不了。」

我說：「那就用乾魚腥草煮水吧，沒有什麼味道的。」便讓她去藥店買些乾的魚腥草，回來以後煮水當茶喝。我囑咐她：「喝兩三天後如果咳嗽好了，胃也舒服了，不要停，繼續喝上兩個星期，徹底清除體內的濕熱，尤其是下焦的濕熱。濕熱清除了，一些婦科的小炎症也會消失不見的。」

第二天，女孩興奮地打電話給我，說：「我們要好好地謝謝你啊！喝魚腥草水的效果真好。喝完以後一開始肚子脹脹的，去了幾次廁所，感覺身體真的好舒服。」

兩周後，再次見到這位女孩，她的氣色跟第一次見面時完全不同了！上次那種暗黃的臉色消失了，露出了姣好白皙的本來面目。這說明她體內的濕氣都清除掉了。

女孩向我請教：「我買了新鮮的魚腥草，應該怎麼做菜吃？」我笑問：「你不是說吃不慣嗎？」她認真地回答：「為了身體好啊！吃這個總比吃藥好！」

這樣的心態值得讚賞，當我們可以用飲食解決問題時，又何必用藥物來增加身體的負擔呢！

如何吃魚腥草，效果才好？

魚腥草消炎抗感染的作用，現代醫學界也早就見識到了，還開發了一個大名鼎鼎的魚腥草注射液，使這個曾經作為中藥的抗生素被廣泛使用。遺憾的是，這種魚腥草注射液品質不太穩定，常有過敏的案例，但這並非魚腥草本身之過。研究製藥技術的家人告訴我，這是製藥過程中萃取技術不夠好所造成的。魚腥草完全是無辜的。

對於崇尚自然的我來說，大自然創造了魚腥草這般藥食同源的佳菜，並沒想到我們非要用現代的方法去改造它，變成冷冰冰的藥水，以令人痛苦的方式注入人體的血管中。我們還是順應自然，盡可能地用食療的方式吧，在治療各種症狀的同時又能品嘗美味，不辜負自然的恩賜。

正常人平時把魚腥草當蔬菜食用是很好的。

對普通體質的人來說，最常見的吃法是涼拌，這種吃法適合大多數人。

老人和體弱的人來說，如果怕魚腥草的寒涼，可以燉雞吃。放點香油，還有潤心的作用，對於緩解夏季心神煩躁很有幫助。

好多人吃魚腥草只吃白色的根，其實魚腥草的嫩莖和葉都可以吃，味道也很不錯。

作為蔬菜的魚腥草是相對比較小眾的，有點類似於小吃中的「臭豆腐」。它的氣味濃郁，常吃它的人會感覺到一種獨特的藥香，而沒吃過它的人則認為是腥味無法下嚥。

沒吃過魚腥草的人，一開始都接受不了魚腥草的味道。其實，飲食是一種習慣，是可以培養的。嘗試吃幾次，體驗到它的好處，你就會離不開它。

可以試試先吃魚腥草的莖和葉，比根的氣味要稍淡一些。不習慣生吃的人，也可以先炒或燉湯。燉煮過的魚腥草，腥氣沒有那麼濃。

凡是經我推薦親身體驗過魚腥草功效的人，沒有不愛上它的。有的人一開始連聞著味都受不了，現在可是吃得上癮了呢。

飲食是一種習慣，一種東西一開始你沒興趣，但是當你吃完之後，感受到它的好，就再也不能自拔了。魚腥草就是這樣，多少人因其味道望而止步，但又有多少人，因其功效而離不開它。

總之，為了健康嘗嘗魚腥草，總比吃藥給自己身體添負擔好吧。

乾魚腥草的用法

吃魚腥草，最簡單的方法是用它煎水代茶喝。吃不慣新鮮魚腥草的人，或者是沒有鮮品只能用乾品的情況下，都可以這樣運用。

要注意的是，不要像熬其他的中藥那樣長時間地去煮魚腥草。乾魚腥草經過久煮，抗炎成分就會揮發掉。

魚腥草水

做法和吃法

1. 到草藥店買魚腥草，每次用的時候抓一把（約三十克），放半鍋冷水，水量稍稍淹沒魚腥草就可以，大火煮開以後，等二分鐘，馬上關火，把藥湯瀝出來就可以喝了。
2. 煮過的魚腥草不要倒掉，下次喝的時候還可以加水，用同樣的方法再煮一次，再喝。一共可以煮三次，正好夠一天的量。
3. 你也可以連續煮三次，把三次的藥湯混合在一起喝，效果更好。如果不方便開火煮水，比如在上班的時候，也可以直接拿乾魚腥草泡茶喝。
4. 多用一點兒魚腥草，沖入沸水，多泡一會兒，也能有作用。

新鮮魚腥草的用法

如果你能接受新鮮魚腥草的氣味，那就最好用鮮品。新鮮魚腥草所含的有效成分是最多的，比乾品更佳，而且新鮮魚腥草的食療方法也很簡單。新鮮魚腥草有以下幾種食療用法：

1. 調理各種細菌、病毒感染，如風熱感冒、皰疹、青春痘、泌尿系統感染等，一定要生吃效果才好，涼拌或者榨汁喝就可以。魚腥草涼拌之前不需要汆燙，可以直接用鹽醃二十分鐘，讓它入味，然後再拌上其它佐料，如紅糖、花椒粉即可。
2. 預防風熱感冒，像炒菜一樣炒來吃就行了。這種吃法較為溫和，也適合體弱的人日常食用。
3. 產婦在月子裡第一次吃雞湯的時候，一定要放些魚腥草，可以預防月子病。
4. 魚腥草也可以外用調理疔瘡或青春痘。當疔瘡熟透但沒破，膿出不來而向內擴散的時候，可將新鮮魚腥草搗碎，外敷在周圍，中間留出瘡口。魚腥草有追毒的作用，很快會把膿給逼出來。

解惑魚腥草養生

1

問：陳老師，魚腥草茶可以治婦科炎症嗎？

允斌答：魚腥草對婦科炎症有特效。

2

問：買不到新鮮的魚腥草，只有魚腥草的根，作用一樣嗎？

允斌答：一般最常食用的就是魚腥草的根，可以的。

3

問：魚腥草不適合和什麼食物同食？用煮魚腥草的水下麵條（我下麵條放雞蛋、胡椒粉、辣椒）可不可以？因為覺得單獨吃味道比較重。

允斌答：魚腥草水煮麵條這個創意真是挺有趣，如果是平常吃沒問題。如果是咳嗽或有炎症時用魚腥草，那就不要放雞蛋和過於辛辣的調料。

4

問：請問陳老師魚腥草能每天喝嗎？4歲多的小孩能喝嗎？吸煙的人能天天喝嗎？天然抗生素能天天用嗎？謝謝！

允斌答：不管是大人還是小孩，空氣污染時或是有炎症時可以每天喝的。抽煙的人可以天天喝。

5

問：請問產後可以喝魚腥草茶嗎？

允斌答：月子期間吃一次魚腥草燉雞就好。

6

問：陳老師你好，還有兩天就是預產期了，看到你的書說產後第一次熬雞湯用新鮮的魚腥草。請問產後第幾天開始吃比較好呢？老家這邊的人通常是前三天是用豬腰煮酒補身的，第四天才開始喝雞湯，那麼可以先喝豬腰酒再吃魚腥草燉雞嗎？

允斌答：可以的。

7

問：陳老師，魚腥草鮮品煮水消炎是只能煮一次，還是需要像乾品那樣煮三次？

允斌答：煮一次後吃掉。

8

問：陳老師您好，我是一個孕婦，現在喉嚨發炎，又痛又癢，然後還有痰，請問能喝用魚腥草熬的水嗎？

允斌答：可以喝的。

9

問：陳老師，您好！有一問題請教，你在書中有一款幫產婦祛產後寒的方子，童子雞和魚腥草同燉，吃一次就可以放心吃雞了。我想知道的是，這適用於剖腹產的產婦嗎？

允斌答：適合。

10

問：請問用魚腥草煮水後，連水帶藥一同放進暖瓶可以嗎？我們家都在喝效果很好。我還傳授給了許多人。

允斌答：可以的。

11

問：看您的書後，現在喉嚨痛就喝魚腥草水，很管用，這個會不會太寒涼，對以後生孩子有沒有影響？

允斌答：沒有的。

12

問：陳老師，我還有半個月就坐月子，頭一回吃雞湯用魚腥草燉，能用乾品的嗎？

允斌答：不能，燉雞湯應該用新鮮的魚腥草。

13

問：新鮮魚腥草要煮幾分鐘？乾品需煮沸二分鐘，鮮品是不是煮到沸騰即可關火？

允斌答：鮮品要煮十多分鐘。

14

問：陳老師你好，月經時能喝魚腥草水嗎？特別是有痛經的。

允斌答：月經時最好不喝魚腥草。

15

問：陳老師，我最近臉上、下巴周圍長痘，就買了魚腥草乾品煮水喝，我今天突然想做茶葉蛋，請問用魚腥草茶可以嗎？

允斌答：可以的。只是魚腥草煮久會影響消炎效果。

16

問：老師，是不是吸煙的人都可以每天泡魚腥草當水喝？是不是不管任何體質都能喝？以前婆婆說魚腥草有微毒，不能多喝，是這樣嗎？

允斌答：一般人都可以喝，魚腥草是食物，沒有毒的。

17

問：網路上說魚腥草含馬兜鈴內氨酸傷腎，怎樣消除毒性呢？

允斌答：那個是另一種山地旱生的植物，與食用的魚腥草是兩回事。網路上以訛傳訛了。

18

問：陳老師，濕疹患者怎麼調理呢？還有高齡孕產婦該注意些什麼？

允斌答：濕疹患者多吃魚腥草會有幫助。高齡孕產婦往往氣血不足，注意多補氣血。

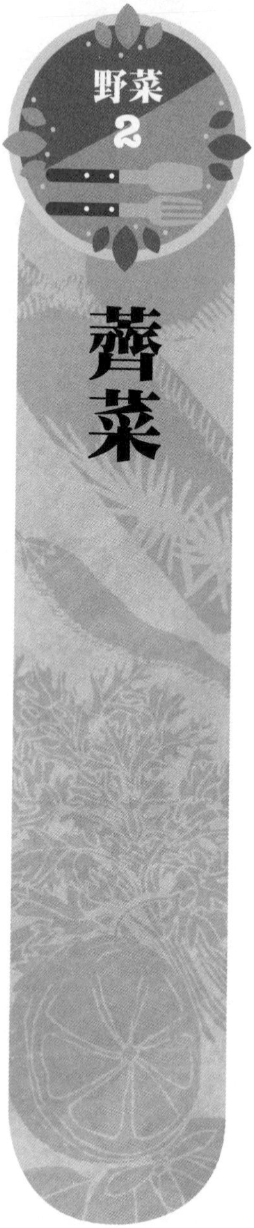

薺菜

「尋藥踏青采嫩芽」——天賜薺菜

三月三吃薺菜，這個風俗古已有之。

這一天在古代是上巳節，人們會去水邊洗浴、春遊，還有男女相會、對歌等很生活化的活動。當然，也離不了吃。吃什麼呢？吃上巳菜。如今，上巳節已經很少有人知道了，但很多地方的人還會在這一天吃上巳菜，也就是薺菜。

薺菜可能是我們最熟悉的一種野菜了。著名的菜肉餛飩，裡邊餡料放的就是薺菜。就算沒吃過薺菜的人，也會記得辛棄疾那兩句詞：「城中桃李愁風雨，春在溪頭薺菜花。」

記得我母親年輕時候借用這個典故，寫過一首謎語詩：

野菜2 薺菜

尋藥踏青采嫩芽，能蔬可牧利農家。
溪頭翠葉春花白，羨煞城中桃李花。

開頭第一句說「尋藥」，沒錯，薺菜不僅是一種野菜，也是一味草藥。

我喜歡把薺菜比作「菜中之甘草」，因為無論是味道，還是藥性，它都很平和、很百搭。各種體質的人吃了都有好處，從八個月的小孩到八十歲的老人，都能用得上。

薺菜四季都有。如果當做菜餚來吃，不論什麼時候採摘都可以。但是入藥的話，就屬農曆三月初生長的薺菜藥性最好。

採藥採藥，採的就是天地之靈氣，所以不管哪一種草藥，都講究採摘時間。不是合適的時間採來的，藥效就會大打折扣。三月初的薺菜，開春發出來的第一批嫩苗剛剛成熟，儲存了整個冬季的能量，而且初春天氣還比較寒冷，生長慢，所以藥用價值最高。以後再發出來的就長得快了，藥用價值也就下降了。

吃的薺菜，只採嫩芽。入藥用的薺菜，就得用全株，一定要連根一起採摘，因為根部的藥性更強。整株採回家，晾乾，就可以用一整年了。放一些在廚房的灶臺上，還可以避螞蟻。需要調理身體的時候，取幾株，用開水煮七、八分鐘，就可以喝湯了。或者用乾品泡茶喝，也是可以的。

吃薺菜，祛「陳寒」，不上火

薺菜入藥，最大的作用是祛陳寒的功效特別強，而藥性又十分平和，不會使人上火。三月三吃薺菜，就是為了祛除冬天積存的寒氣。

《黃帝內經》云：「冬傷於寒，春必病溫。」意思就是冬天受了寒，如果沒有及時化解，寒氣會深入體內，潛伏下來。到了春天，陽氣升發，這些潛伏的寒氣便發作起來，寒極生熱，就會引起流感發燒，這也是春天特別容易產生各種流行病的原因。

因此，為了防止冬季的伏寒鬱積化熱，在春天不能用大辛大熱的藥。

薺菜是平性的。它的特別之處在於既能祛陳寒，又能祛血熱，使得伏寒無法化為內火，維持人體的寒熱平衡。

野菜2
薺菜

生完孩子後喝薺菜水，可以防月子病

薺菜祛陳寒的特殊功效，對於產婦尤其有用。

有經驗的人都知道，產婦在月子期間如果發燒了，是很麻煩的事情，不僅給孩子哺乳受到影響，而且特別不利於產後恢復，稍有不注意就會落下月子病，長期受罪。

有位讀者朋友的親身經歷就是一個典型的病例。她原本是個體格健壯的人，生完孩子後，家裡長輩不在身邊，照顧她的人沒有經驗，致使她發了四次燒。他們還給她蓋上兩床大棉被，想以出汗來退燒。

女人產後本來身子就虛，再出幾身大汗，一折騰就更弱了。從那以後，她的身體就變差了，開始發胖，得了脂肪肝，還落下了一身毛病。後背發涼，每到冬天必須把棉墊背在後背上。最嚴重的是膝蓋，一年四季總是涼得像冰塊一樣，連夏天都要穿厚褲子。多少年來，她四處求醫問藥都治不好，十分痛苦。

我說這是因為產婦的身體比較弱，只要起居飲食稍有不慎，體內的陳寒就容易發作，化為內火，在局部產生炎症，甚至使人發燒。這位朋友連續發燒就是這個原因誘發的。

而照顧她的人用對付普通風寒感冒的方法，給她蓋被子逼汗，這真是一個絕大的錯誤。中醫講「汗血同源」，汗就是血啊。女人生產本就失血過多，再出幾身大汗，身體再壯的人也受不了。

如果在生完孩子後及時清除體內的陳寒，就可以避免這樣的事情發生了。怎麼做呢？喝一次薺菜水就可以了。

套句我母親的話來說：「喝薺菜水可以『搜陳寒』！」也就是把潛伏在體內經年日久的寒濕「搜」出來並把它們排出體外，如此就能預防月子病，幫助身體恢復。

・・・薺菜水・・・

做法和吃法

1. 坐月子的時候，用薺菜煎水喝，連菜一起吃掉。要用全株的薺菜，就是帶著根的那種。
2. 如果是新鮮的薺菜差不多用五百克（約一台斤），若是曬乾的薺菜則約一百～一百五十克（二、三兩）就夠了。
3. 鍋內加水燒開，將整株薺菜入鍋煮，鮮品煮二分鐘，乾品煮七至八分鐘就好了。連湯帶菜一起吃下去效果最好。

這個方法適合於所有的產婦。在月子期間喝過薺菜水，就不容易發燒了，還可以預防月子病。

記住只要吃一次就好，不要多吃。凡事過則不宜。

吃薺菜，可以健脾、降壓、預防白內障

薺菜的一大好處就是它的藥性非常平和，是維持人體寒熱平衡的好幫手。它既不偏寒也不過熱，能祛寒，卻又不會引起內火；能祛熱，卻又不會導致寒涼傷身，可謂寒熱通殺。

前面說過了薺菜祛寒，再介紹一下薺菜祛熱的功效。薺菜入胃經，可以降胃火，又不苦寒傷胃；它入小腸經，可以清小腸火，調理小便不利；它入脾經，可以利濕健脾。薺菜還能止血，對各種出血症都有一定的效果。容易流鼻血，或是經常牙齦出血的人，平時就可以多吃點薺菜。

薺菜的藥性平和到連不滿周歲的小嬰兒也可以用。嬰兒如果積食了，用帶籽的老薺菜煮水喝就能調好，而且長大以後還不容易得胃病。老年人吃薺菜也很好，可以降血壓，通利小便，還能預防白內障。對於普通人來說，春天吃點薺菜是最好的，可以預防各種流行病，還可以緩解春天容易出現的過敏症狀。

薺菜是最好吃的野菜之一。古人形容野菜不苦，就說「其甘如薺」。薺菜沒有一般野

菜的苦澀味，怎麼料理都可以。涼拌也行，清炒也行，做成餛飩、包子更香。

母親推薦了一個最簡單的做法，就是用薺菜燒湯。

薺菜燒湯

做法和吃法

1. 把薺菜洗淨，切成二公分左右的小段。
2. 燒一鍋開水，水裡放一點油和鹽，水煮開後放入薺菜煮一分鐘就完成了。

薺菜本身就很鮮，白水煮就能充分領略它的清香味。它是「菜中之甘草」，所以也可以隨意地跟各種湯菜搭配，你想往湯裡放點別的配料都可以，不管是菜還是肉都沒問題。最好是配雞蛋和紫菜，紫、黃、綠搭配，好看又好吃。記得不要放醬油，否則會奪去了薺菜的鮮味，湯色也不好看。

解惑薺菜養生

1

問：這個時候薺菜應該已經老了，還能吃什麼祛陳寒嗎？

允斌答：三月三時南方薺菜已老，藥效更好，要整株（包括籽）一起煮，可以只喝湯不吃薺菜（嫩的可吃）。

2

問：孕婦可以吃嗎？

允斌答：懷孕三月之後的孕婦都可以吃。

3

問：親愛的斌斌老師，不到一個月我就要生產了，我之前得過月子病，關節很容易痛，這次好好坐月子看看能不能緩解，您能再給我提些建議嗎？

允斌答：這次要注意把寒氣發出去，同時，一定要喝薺菜水、米酒（酒釀），還可用杜仲煲湯。

4

問：產後什麼時候喝薺菜湯呢？伏天坐月子還要注意什麼呢？

允斌答：產後儘快喝，伏天注意防止出汗太多。

5

問：寶寶二個月能喝薺菜水嗎？她也上火了，大便是黃色的。

允斌答：可以的。

6

問：不知道是不是今年春天沒有祛「陳寒」的原因，整個春天都斷斷續續咳嗽，先是自己感冒，後傳染給小孩，連累小孩吃了十多天的藥，還不到一歲，也不知道該怎麼食療，其中有段時間全家都咳嗽，乾咳。

允斌答：冬天受的寒，如果沒有祛除，到了春天就容易引起感冒和咳嗽，如果提前吃薺菜會有幫助。薺菜很平和，不到一歲的小孩也可以喝薺菜水的。

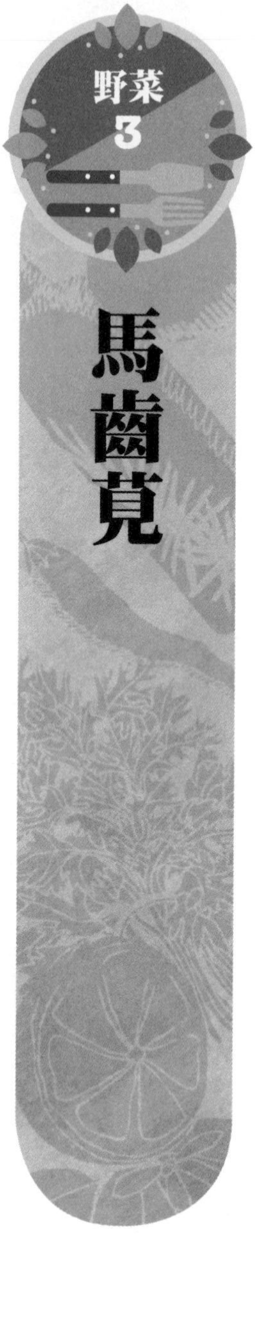

野菜 3

馬齒莧

媲美「深海魚油」的長壽菜——五行俱全的馬齒莧

上天賜予我們的好東西就在身邊，但是我們往往視若無睹，不珍惜。比如馬齒莧，花園、田間、房前屋後……凡是有一點泥土的地方隨處可見，可真正瞭解它保健作用的人卻不多。

小時候去郊外踏青，最高興的事就是可以採一些野菜回來嘗鮮。其中吃的最多的就是馬齒莧，因為它到處都是，一採就是一大把。

野菜3
馬齒莧

後來我發現，馬齒莧到處都有，不論南方北方，隨便找塊地都能採到。只不過各地對馬齒莧的稱呼不同，有的地方叫馬鬚菜，有的地方叫螞蟻菜。

馬齒莧長得不高，也就是三十公分左右，而且大部分是趴在地上的。葉子小而圓，莖是紅色圓圓的，肉質肥厚，夏天開黃色的小花，很好認。新鮮馬齒莧口感脆嫩，吃起來像莧菜一樣滑滑的，略有些酸。

作為蔬菜來說，馬齒莧的味道不算特別好，但是它的保健價值卻相當高。

歷代的本草書中，對馬齒莧是這麼描述的：「馬齒莧，又名五行草，以其葉青、梗赤、花黃、根白、子黑也。」

馬齒莧能得造化之青睞，把五行都占全了，它的作用自然不可小看。

馬齒莧可明目、降血脂、使白髮轉青。

馬齒莧性寒涼，能夠袪除心、肝、肺和大腸之熱。

馬齒莧入肝經，可以涼血、降肝火。有的人熬夜後眼睛會發紅，這是肝火上炎的表現，吃點馬齒莧就可以好轉。

有些年紀輕輕就長白頭髮的人，不要懷疑自己腎虛或是未老先衰，這種白髮是血熱，是由於肝經血熱，上沖頭頂引起的。對付少白頭，與其吃補腎藥還不如多吃馬齒莧來得直接。

馬齒莧別名叫「長壽菜」，這要歸功於它的保肝作用。前些年美國的研究也證實了這一點。他們發現，在所有的植物中，馬齒莧的Ω－3脂肪酸含量最高，可以與海魚相媲美。

Ω－3脂肪酸對於人體來說，是非常重要的脂肪酸，它可以降低膽固醇和三酸甘油酯，預防心血管疾病。從中醫角度來說，這些作用實際上就是促進肝臟的功能，使脂肪得到正常的分解代謝。

現在非常流行的深海魚油、DHA、EPA等保健品，都是為了給人體補充Ω－3脂肪酸。很多人花錢託人從國外買來給家裡的老人吃，卻不知道可以媲美「深海魚油」的寶貝就在我們身邊。

有皮膚病，用馬齒莧內服外敷

馬齒莧入心經，可以清心火；入肺經，可以散肺熱。《黃帝內經》說：「諸痛癢瘡，皆屬於心」，而肺主皮毛，也就是說，各種癰腫、潰瘍、濕癬，都跟心火和肺熱有關。馬齒莧既清心火，又散肺熱，它的排毒功效既走血分，又走皮膚，內外兼治，所以對於上述的皮膚問題都有療效。

調理皮膚病，可以內服和外敷雙管齊下。

外敷：

1. 皮膚長疔子（癤、癰）、年輕人面部長青春痘，可以把新鮮的馬齒莧搗爛敷在患處。
2. 如果找不到鮮品，可以上藥房買乾品煮水來泡洗。

內服：

使用新鮮的馬齒莧約半斤，或乾品十到三十克，煮水當茶喝，一天三次。

馬齒莧是調治熱症腸道病的首選藥

馬齒莧最大的功效，是調理大腸經的疾病。它既能解毒，又能消炎，還能祛熱，對屬於熱症的腸道病基本上可以通調。

哪些腸道病屬於熱症呢？像痔瘡出血、細菌性痢疾、腸道瘜肉、實熱便祕這些都是。簡單地說，大部分的腸道病都屬於這個範疇，受寒引起的腹瀉和脾虛引起的長期大便稀溏除外。

馬齒莧對於急性的腸道病效果更顯著，尤其是調理細菌性腸炎和細菌性痢疾（拉血泡的那種）的效果非常好。

我家常用一個簡易的食療方香拌馬齒莧，治療急性腸炎和痢疾，效果很好。

香拌馬齒莧

做法和吃法

1. 將鍋中的水燒開，新鮮的馬齒莧入鍋汆燙二分鐘，撈出來過一下涼水。

2. 拌一點蒜泥和香油當涼菜吃。

3. 汆燙過馬齒莧的水加適量白糖喝下。

要注意一點：只能放白糖，不要放紅糖。

為什麼放白糖呢？因為白糖也有清熱解毒的作用。同時，中醫講究「酸甘化陰」，酸味的馬齒莧加上甜味的白糖，能有滋生體液的作用，可以緩解拉肚子造成的脫水症狀。

為什麼不用紅糖？因為紅糖是溫性的，與調理的方向相反。

在這個食療方中，馬齒莧的作用是殺菌，促進腸道蠕動，把毒排出來，因此，吃過以後拉肚子的症狀會暫時加重，不用擔心。

注意，如果是單純受涼造成的一般性腹瀉，不要誤食。

別看這個食療方很簡單，在缺乏抗生素的年代，我的外曾祖父就靠這個簡單的食療方治好很多患痢疾的病人。那時候的衛生條件差，水源不清潔，愈是窮人家，愈容易得痢疾，而當時得痢疾可是能要人命的事情。外曾祖父用這個幾乎不用花錢的方法救人無數，真是功德無量了。

所以要怎麼預防腸道傳染病？把馬齒莧當菜吃就行了。

除了可以用上面的方法將馬齒莧燙熟後，涼拌了吃，也可以炒著吃，嫩芽還可以生拌著吃。

馬齒莧是我家餐桌上的常客，因為從保健的角度講，春天、夏天採些馬齒莧回家當涼菜吃，是很有好處的。馬齒莧是腸道的清潔劑，它可以清腸熱、解毒，能調理便祕排宿便。經常吃一些，是全家老小安全溫和的排毒藥。

提醒朋友們：馬齒莧性寒涼滑利。剛開始吃一定要少量，逐漸適應了才能多吃。

有三種人要避免吃馬齒莧：

1. 腹部受寒引起腹瀉的人。
2. 孕婦。馬齒莧是滑利的，有滑胎的作用。
3. 如果你在吃中藥，藥方裡有鱉甲，要注意馬齒莧與鱉甲相剋，不要同服。

用馬齒莧剋帶狀皰疹，真靈

一位讀者因患了帶狀皰疹，向我求助。我介紹他吃以馬齒莧配伍薏米煮成粥，持續喝這粥，不出幾日，帶狀皰疹的症狀逐漸減輕。我將過程和煮法紀錄如下。

一問：「老師，您知道帶狀皰疹的治療方法嗎？我這幾天得了帶狀皰疹，腰、臀部出現紅斑，針刺般的疼痛，太痛苦了，睡覺都睡不了，求最佳的治療辦法。」

「用六十克馬齒莧和薏米煮粥喝，加點紅糖。」

二問：「老師，因為沒有新鮮馬齒莧，所以我用乾品，喝的時候有乾葉子，才想起應該先煮馬齒莧，撈出葉子後才下米吧？這個粥不難喝，這幾天一直喝。」

「乾品馬齒莧不要煮得太久了。最好是先煮粥，後下馬齒莧。不喜歡葉子，可以把馬齒莧用紗布包起來。」

三問：「謝謝陳老師，這幾天在家養病，每天都煮馬齒莧薏米粥，喝水帶吃薏米，為了治病，將馬齒莧的乾葉子也吃掉了。才五天，皰疹已經好多了。還要繼續喝嗎？現在皰疹已經結痂乾癟了，只是患處感到麻木疼痛。」

「繼續喝，直到完全恢復。」

馬齒莧薏仁粥

做法和吃法

1. 準備新鮮馬齒莧和薏仁各六十克。
2. 洗淨馬齒莧和薏仁後，放入鍋中。加水入鍋，水量稍微淹沒食材即可。
3. 置於爐火上或放入電鍋煮至成粥狀即可。
4. 食用時，加入適量紅糖。

解惑馬齒莧養生

1

問：預防手足口病，要用多少馬齒莧，白糖多少？生吃嗎？

允斌答：差不多一小碗就可以，以小孩子的食量為標準。白糖放一點就好，不要太多。吃太多的糖又會生痰了。

2

問：陳老師好，看您的書真的受益匪淺。我有晾曬的馬齒莧，冰箱裡還有過水速凍的馬齒莧，我想留著冬天吃。我想問您，馬齒莧可以天天吃嗎？有沒有不良反應呀？

允斌答：基本上可以，但是寒性腹瀉的人不要吃。

3

問：馬齒莧汁需要煮熟嗎，還是洗乾淨打汁後就可以加蜂蜜直接喝了？家裡兩個小孩都得了手足口病。

允斌答：洗乾淨直接打汁，儘量多喝一些，喝後拉肚子不用擔心，毒排出了就好了。

4

問：陳老師您好！三歲寶寶得了手足口病，口腔潰瘍厲害，可她不願擦藥噴藥，還有其他方法嗎？寶寶這病能用細辛敷腳嗎？

允斌答：不能。手足口病是腸道病毒，用一台斤新鮮馬齒莧打汁加蜂蜜喝，一日兩次可以調理。

5

問：陳老師你好，我是一名高三女學生，前兩天竟然發現長了一根白頭髮，這和我的血熱有關係嗎？因為我夏天蕁痲疹特別嚴重。

允斌答：早生白髮往往是肝血熱的關係，多吃馬齒莧。

野菜4 繁縷

勸君處處惜芳草，清咽瘦身有繁縷

母親喜歡種花，陽臺、露臺滿滿的都是植物。其中有幾株大型的盆栽，高大的植株下面簇生著一叢叢又細又柔的綠色小草，高不過三十公分，絲絲縷縷，還開著星星點點的小白花。幾乎每個客人見了都會好奇地指著問：這是雜草，還是特意種的？

我早知會有此問，馬上笑著回答：這個呀，是我媽特意種的雜草。

這種草叫作繁縷。「繁」是指它長得繁茂，「縷」呢，是因為它的莖是中空的，折斷後有一縷相連，所以得名。繁縷是學名，它的俗名叫鵝兒腸，更為人所熟知。農村用它做雞鴨鵝的飼料，據說鵝最喜歡吃，鵝兒腸由此得名。

喜歡種花、種草的人應該都見過繁縷，它是最常見的雜草之一，在花園裡乃至花盆裡都能長。在鄉下，這草就更多了。不論南北，田裡、荒地裡，凡是比較濕潤的土地上都有繁縷。

從菜市場買回來的綠葉菜裡，有時候也會夾雜一兩根繁縷，因為它的莖特別細，又軟又長，不容易摘乾淨。

園藝工人看見這種草是必拔之而後快的。我家的花盆裡長出的繁縷，母親卻都留下了，任它們生長繁殖，長在大株的植物腳下，綠綠地覆蓋著花盆的泥土表面，倒也好看。不過，留下繁縷可不只是為了好看。繁縷是可以吃的，它既是一種野菜，也是一味中藥。

繁縷是涼性的，它有兩大作用：清血熱、降脂減肥。

繁縷清血熱，能夠涼血、消炎。它入肝經、肺經、大腸經，凡是這三條經絡相關部位有化膿性感染的，它都有一定的作用。比如跟肝經相關的乳腺炎，跟肺經相關的肺炎，跟大腸經相關的闌尾炎。

繁縷降血脂，還能清除腸道毒素，所以有很強的減肥作用。

野菜4 繁縷

一位在鄉下長大的朋友告訴我，小時候幫家裡採豬吃的草，一開始不認識繁縷，看著茂密的一大片青草，心中高興，弄了滿滿的一筐回去。父母看到後，笑罵他是「憨寶兒」。因為給豬吃繁縷，不僅喂不肥，還會越吃越瘦。可見繁縷減肥的作用多強。

繁縷是「刮油的」，降脂減肥的作用很強

繁縷可以當菜吃。現代人把它看作花園裡的雜草，但在古代的幾種本草書可是把它列在「菜部」作為蔬菜來介紹的。

為什麼現在人們不知道繁縷能吃了呢？母親說，繁縷是「刮油的」，降脂減肥的作用很強。在災荒年代，人們肚子裡沒油水，不敢吃，吃了特別想吃肉，受不了。因此，我們這一代人的祖父祖母輩很少吃它，所以沒有傳下來。人們遺忘了它的好處，把它當雜草給除掉了，真是可惜。

現代人不同了，肚子裡油水太多。血脂高、想降脂減肥的朋友不妨吃一些繁縷。

繁縷的味道清淡，不苦不澀，沒有怪味，有一種清香味，可以汆燙一下做涼拌吃，也可以炒著吃，還可以煮湯、下麵條。總之，它的料理方法類似豌豆苗，下鍋幾秒鐘就熟了。

一般的人將繁縷當菜吃就好了。要想效果快呢，就用開水沖泡生的繁縷當茶喝。要特別注意的是，只喝茶飲，不要吃葉子。因為繁縷不能生吃，容易使人拉肚子。

以前鄉下人用繁縷做飼料，就有個說法是「扁毛」的動物可以吃，「圓毛」的動物不能吃，吃了拉肚子。

母親說，「扁毛」就是指帶羽毛的禽類，「圓毛」就是指哺乳類動物，比如豬牛羊。人也是哺乳動物，所以也不能吃生的繁縷。尤其是孕婦，千萬不要吃繁縷，因為繁縷有催產的作用。

至於產婦能不能吃呢？產婦如果得了乳腺炎，可以吃點繁縷來幫助消炎、通乳，炎症消除以後就不要吃了，因為繁縷是能減肥的，而產婦需要大量營養來給嬰兒哺乳。若產婦想用繁縷調理，還是需先請醫師協助判斷為好。

調理慢性咽炎的食方——繁縷糖水

現在患有慢性咽炎的人非常多，這跟常年呼吸被污染的空氣、抽煙、喝酒和生活不規律有很大關係。尤其冬天乾燥寒冷，更容易對咽喉造成刺激。母親用繁縷給人調理慢性咽炎，效果很不錯。

・繁縷糖水・

做法和吃法：

1. 摘一把新鮮的繁縷嫩苗約一百克，放在碗裡搗碎，然後沖入開水。
2. 用乾淨紗布過濾掉渣，留下汁液，加一點白糖。
3. 每日早晚各喝一杯，久服見效。

繁縷一定要用開水沖泡，不能放鍋裡煮，那樣就沒有效果了。這方子裡的白糖也有特別的作用，繁縷和白糖都是清熱解毒的。

繁縷水適合虛火型的慢性咽炎，這類型在抽煙的人中比較多。它的症狀是感覺咽喉乾痛，還有一種燒灼感，而且口乾愛喝水。如果是虛寒型的慢性咽炎（痰多、微癢、疼痛感不明顯），則可以用香椿籽來調理（詳見本書第二章《吃香椿可以補陽光》）。

慢性咽炎很頑固，很難根治。不論用什麼藥物，都需要調理很長一段時間。繁縷是可以吃的野菜，這個方法比較溫和，不傷身。

繁縷糖水喝起來口味清甜，就當是喝飲料，只要堅持一段時間，一定能看到效果。要有耐心，別怕麻煩。慢性咽炎發病是一個長期的過程，所以要治好也不是一天兩天的事，但慢性咽炎不治療，對人體整個健康狀態的影響很大。咽喉雖是個小地方，卻是非常重要的部位。為什麼說用兵佈陣都講究要「扼守咽喉」，就是這個道理。守住了咽喉要道，病毒就不容易進入人體。

如何辨認繁縷

繁縷哪裡都有，在花園裡、野外留心採一點，回家種到花盆裡就不用管它了。它會年年長的，而且越來越多。

它的莖非常細，有點弱不禁風的樣子，往往立不直。葉子也是綠綠的，柔柔的。一般就長二三十公分高，密密的一片。夏天開很小的白花。花瓣乍看之下好像是十個，如果仔細看，就會發現其實只有五個。只不過每一瓣中間都裂開了，看起來像兩瓣。

繁縷俗名鵝兒腸。如果去藥店買乾品，一定要說它的學名——繁縷，因為中藥中，另外有一種藥名叫鵝腸草的，跟鵝兒腸是兩種植物，不要弄混了。

鵝腸草的學名是牛繁縷，入藥就叫鵝腸草。它比繁縷要大一些，也開白色花，在田間地頭也很常見。

牛繁縷和繁縷不論是學名還是俗名都很相似，樣子也有些像，不過並不難區分。它們最大的區別在於牛繁縷的莖是紫色的，而繁縷的莖是綠色的。

此外，牛繁縷是多年生的，繁縷是一年生的；牛繁縷能長到半公尺以上，而繁縷最多長到三十公分。

野菜 4
繁縷

牛繁縷吃起來有一種怪味，不如繁縷好吃，所以一般不當野菜吃，只是作藥。

它們有一部分作用是相似的，都能清熱解毒，外敷皮膚可以緩解一些皮膚炎症、腫痛，甚至痔瘡，這時是可以混用的。但牛繁縷偏於散瘀消腫，而繁縷偏於涼血消炎。牛繁縷走胃經，能消小兒疳積；繁縷走肝經，能除產婦瘀血。

有一些醫學典籍都將牛繁縷和繁縷搞錯了，把它們混為一談。名字雖只有一字之差，卻是各走一經，各調其症，我們不可不察。

解惑繁縷養生

1

問：老師，新鮮繁縷可以用藥店的乾繁縷代替嗎？

允斌答：效果會差一些。

2

問：繁縷汆燙過後涼拌，怎麼那麼苦啊？聞起來跟豌豆苗味道很像，但是口感偏苦，是繁縷不夠嫩嗎？

允斌答：繁縷不應該苦。可能用的是牛繁縷。

3

問：陳老師，現在三月實在找不到繁縷，能用什麼食材代替？

允斌答：不知道您住在哪裡呢？我住在北京，花園裡草已返青，繁縷馬上就有了，再耐心等幾天。繁縷很寒涼，現在是三月，還有點冷，不適合吃。不要著急，順應天時的東西才是好的。

吃法決定活法

第二章 蔬菜

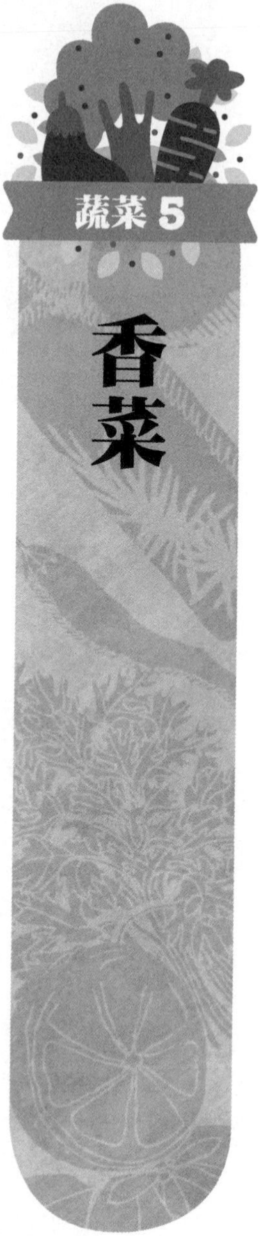

吃香菜，請把根留住

感冒不是小事，處理不好就可能成為百病之源，不僅影響呼吸系統，還會影響到心臟。尤其是中老年者，如果得了感冒後調理不當，可能會有段時間一直咳嗽，咳上十天半個月的，痰還特別多。過了一段時間，雖然咳嗽慢慢好了，但是總覺得心臟不舒服，有胸悶的感覺。有的人睡覺還會感覺心跳不正常，會突然醒過來。這些都是感冒的後遺症，由於沒有處理好呼吸道的炎症，在心胸部位留下積液，影響了心肺的功能。

預防感冒引起的心肺後遺症，有道食方可以參考——活捉芫荽。

芫荽，就是俗稱的香菜。香菜既能幫助心肺抵抗病毒，又能補心胸的陽氣，還能寬心陽，對於調理胸悶、心陽不振，以及預防感冒後遺症、肺心病特別有幫助。

「活捉芫荽」就是生拌香菜。這道菜能去掉心肺的積液和積痰，解除心胸的憋悶感。

為什麼叫「活捉」呢？因為這道菜不是拌好了再吃，而是將新鮮的香菜蘸調料馬上吃，所以，外婆趣稱為「活捉」，有點兒「抓現行」的意思。

活捉芫荽

做法和吃法

1. 選三、四寸長的嫩香菜（不要去根，這種鮮嫩的香菜可以連根一起吃），洗淨瀝乾水分，裝到盤子裡。
2. 另用一個碗，放入醬油、香油、辣椒油、花椒油或花椒粉、少許糖，再放一些涼開水，這樣可以沖淡調料的鹹味。
3. 準備好後，把香菜和盛放調料的碗一起上桌。吃的時候用筷子夾起香菜，在調料碗裡蘸一下再吃。

母親有個具體的說法：香菜沾鹽就「死」。意思是香菜沾鹽後，汁水出來了，葉子就蔫了，不好吃。所以，這道菜的調味料不能事先拌到香菜裡，必須現蘸現吃，這樣才能保持香菜鮮嫩的口感和香氣。更重要的是，不會損失香菜的汁液和營養。

植物中蘊含的天然水分是最好的營養液。脫水的蔬菜，營養大部分損失掉了。所以母親在做菜時，特別講究保留菜的水分，而且儘量給家裡人多吃本身含水量高的食物。

香菜連根當主菜吃，更能起到強壯心肺的效果

我們現在一般吃香菜吃得不多，都是拿它做調料，做湯、做涼拌菜的時候撒那麼一點，這對心肺的保健作用是不夠的。

要想讓香菜發揮保健作用，就得單獨吃香菜，把它當成主菜來吃，而不是當成調味的配菜。上篇說的「活捉芫荽」，就是把香菜當菜吃，吃的量比較大，並且是連根一起生吃，所以效果好。

很多人使用香菜的時候會把根部切下來扔掉。其實，香菜的藥性都在根部。香菜連根生吃，有祛除心肺之邪的作用。「活捉芫荽」之所以要選嫩的香菜，為的就是可以吃這個根。別嫌它的口感不好，根的藥性其實最佳。吃的時候，用淘米水或麵粉水仔細洗乾淨就好了。

吃香菜的講究

有一年去新疆旅遊，同行的一位朋友有個飲食習慣，就是不敢吃香菜。這一路他可辛苦了。在新疆，凡是沾點葷的菜，幾乎都以香菜為調料。不管是燉菜、炒菜，還是肉湯，端上桌來，一律撒上香菜末，朋友只能一點一點地把它們挑出來。

其實，不僅是新疆，去西北旅遊的人都會發現，那邊的人吃肉都要用到香菜。香菜還有一種著名的做法，叫作芫爆，比如芫爆牛肉、芫爆百葉，就是用香菜做配菜來爆炒。

西北地方的人吃很多牛羊肉，他們配香菜是很有道理的。

香菜有醒脾的功效。什麼叫醒脾呢？就是激發脾的功能，提高脾的運化能力，說白了，就是增強人體的消化吸收功能。

西北人豪放，大口吃肉，一大盆羊肉端上來，兩三個人眨眼就吃光了。這麼大量地吃肉，得配上香菜，才能開胃、消食、解油膩。

香菜跟牛羊肉搭配，肉的膻味就沒有了，還能釋出一種特殊的香味，特別地誘人。母親在做紅燒牛肉和粉蒸牛肉的時候，也喜歡放點香菜，味道更好。

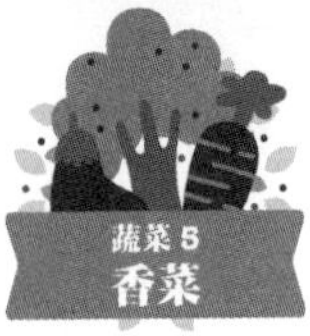

香菜做調料配牛羊肉，一般人都可以吃。但香菜跟豬肉是不相配的，放在一起味道不正，而且容易引起皮膚過敏。

如果是拿香菜當保健蔬菜吃，那麼香菜比較適合腸胃消化不良、寒性體質和胃寒胃痛的人。

香菜雖然名字中有個香字，但它的味道卻不是人人都喜歡的。像前面說的那個朋友，他連香菜的味道都聞不了。

不習慣吃香菜的人，在你瞭解香菜的好處後，可以嘗試著吃一點。如果還是覺得入不了口，有可能它跟你的體質不相合。比如說，胃熱的人就不能多吃香菜，因為會加重口臭的現象；容易出汗的人，特別是出汗後有濃重體味的人，也不要多吃香菜；香菜也不適合氣虛的人。

另外要注意，手術後不要吃香菜，避免形成疤痕增生。而且吃了香菜，要避免在陽光下曝曬，否則可能使人產生光敏反應，容易發生日光性皮炎，或是使皮膚變黑。

香菜是發物，皮膚過敏或是病後初癒的人都不適合吃。要說明一下，發物並不是壞東西。凡是發物都有發散作用，可以發散風寒和排出體內的毒素。如果吃了發物，長了皮疹，不要緊張，這是身體在排毒，只不過它沒有找到最好的通道，只好從皮膚出來了。這時，我們可以設法讓大便保持暢通，引導毒素從腸道排出去，皮疹自然能好轉。

解惑香菜養生

1

問：冠心病患者春季養生吃什麼才好？

允斌答：建議多吃香菜，可以寬胸、通心陽。

蔬菜6

芹菜

芹菜最精華的部位是芹菜根、芹菜老稈

芹菜有三種：西洋芹、藥芹和香芹。

中國原本是沒有西洋芹的，那是西洋品種的芹菜。

西洋芹又粗又長，產量高，口感脆嫩，這些年漸漸成為市場的主流。西洋芹作為蔬菜食用是不錯的，但藥性比起中國本地品種的芹菜就稍遜一籌了。

藥芹，其實就是以前人們最常吃的普通芹菜。

這種芹菜是中國本地的傳統品種，雖然它不如西芹那麼脆嫩，藥性卻是最強的，所以被稱為藥芹。

在南方，還有一種香芹，生長在水邊。香芹比普通芹菜要小得多，稈很細，葉子比較嫩，一般用來做菜的配料。

香芹和藥芹的作用各有所長：香芹清肺熱，偏於化痰，降血糖的作用更好；藥芹降肝火，偏於利濕，降血壓的作用更強。

跟其他蔬菜相比，芹菜的藥理作用是相當強的。芹菜藥性最強的部分，是芹菜葉、芹菜根和靠近根部的老稈兒。

可惜的是，我們平常吃的時候，往往把這些藥性最好的部分扔掉了。

芹菜降血壓，低血壓的人也能吃

很多人都知道芹菜能降血壓，有高血壓的人都願意多吃芹菜。但有的朋友問的問題特別可愛：「既然芹菜能降血壓，那麼我血壓低是不是就不能吃芹菜呀？」其實，這是個誤解。

芹菜降血壓，是透過改善肝腎功能來產生作用的，所以高血壓的人吃芹菜，能夠降血壓；而低血壓的人吃了，不會讓血壓變得更低。

當然，如果你非要大量地吃芹菜，那還是要看看你的身體情況是否適合多吃。而這個是否適合，不是簡單地以血壓高低來判斷，而是要看個人的體質。如果你對芹菜過敏，則不要勉強食用。

芹菜是腎臟的「清道夫」

有一次，我在電視臺介紹如何利用飲食保健，男主持人問，聽說男人要少吃芹菜，理由是對腎不好，是這麼回事嗎？

不是這麼回事的。芹菜對腎是有幫助的，但它不是補腎，而是幫助腎臟排毒。芹菜是腎臟的「清道夫」。許多男性愛喝酒，吃大魚大肉，工作又比較辛苦，容易造成腎有濕熱。這種濕熱嚴重的話，有的人會在腰上長濕疹，有的人則會出現小便疼痛、小便出血，甚至像米湯一樣發白、混濁等症狀。因此，腎有濕熱的男性，應該多吃點芹菜，幫助身體把這些毒排出去，減輕腎臟的負擔。

那麼為什麼會有男性要少吃芹菜的說法呢？這是對芹菜的作用理解得不夠全面。腎臟主管人體的生殖功能。人體的所有功能都講究平衡，功能弱固然不好，但是過於亢進一樣傷身體，生殖功能也不例外。所以，有的人一味地追求補腎壯陽，那是可能損傷身體健康的。

而芹菜具有控制腎臟的作用，不讓它走偏了。所以對於一般人來說，日常飲食中正常地吃芹菜，是不用擔心的。

吃芹菜葉可以保肝

藥芹和西芹的稈比較粗，葉子比較老，所以許多人就把葉子摘除了，只吃芹菜稈，這太可惜了！

芹菜能調節肝陽上亢，其中又以芹菜葉的作用最強。對於肝陽上亢引起的高血壓，吃芹菜葉比吃芹菜稈的效果好。

什麼叫肝陽上亢？有的人一生氣，血壓呼地一下就上去了，頭暈得厲害，這種高血壓就跟肝陽上亢有關係。肝陽上亢，不僅可能使人頭暈，還可能使人頭脹痛，或者滿面通紅，脾氣急躁。平時多吃點芹菜葉，對這一類症狀就有緩解作用。

芹菜葉屬於深綠色蔬菜，顏色越深的蔬菜所含的營養素越豐富。可惜，我們平時吃得不夠多，因為深綠色蔬菜往往不如淺綠色蔬菜的水分多，口感好。特別是芹菜葉還帶有苦味，所以人們往往就把葉子扔掉了。

芹菜葉有很多種吃法，稍微花點心思，也能成為餐桌上的一道美食。芹菜葉除了可以炒來吃，也可以做涼菜吃，只要汆燙一下，加調味料涼拌就可以了。你也可以拿它跟豆干一起炒，很香。北方人還會用芹菜葉和上乾麵粉，加點花椒和鹽，上鍋蒸熟，就是簡單的一餐飯，既清淡又營養。

母親最喜歡用芹菜葉做湯菜和麵條的配料，別有一番風味。十多年前，母親做的芹香湯麵，讓當時的客人一直回味到現在呢。

・・・芹香湯麵・・・

做法和吃法

1. 把芹菜的嫩稈連葉一起擇撿下來，洗乾淨放在碗裡。
2. 放入吃麵條的佐料，再盛入剛煮好的熱湯麵。

熱熱的麵湯一沖入碗就把芹菜葉給燙熟了，而且又能讓它保持鮮嫩。芹菜的清香隨著麵湯的熱氣蒸騰出來，跟佐料的香氣融合在一起，那味道真是太誘人了。

燒魚的時候，母親也是這樣做的。芹菜葉不下鍋，洗淨後直接用生的墊在盤子底部，把燒好的魚盛到上面，再澆上燒魚的汁，芹菜葉自然就熟了。

芹菜與河魚也是絕配，芹菜的香氣能給魚的味道增色不少。在外面吃飯，我對河魚不是特別熱衷，總覺得有股揮之不去的土味。只有母親做的魚沒有這種土腥氣，除了佐料用得好，也多虧芹菜去除掉殘留的土味。

吃慣了母親做的魚，在我心目中的魚香，就是泡菜、酒釀和芹菜混合出的一種甜酸辛香味。記得小時候，母親還有一絕，能在沒有魚的情況下做出一道飄著魚香的菜，小孩子特別喜歡，既吃到了魚味，還不用吐魚刺，母親管它叫「假魚」。就是用做魚的調料加芹菜、茄子做出的一道素菜。

菜裡沒有魚，怎麼能做出魚的味道呢？終於有一天我想明白了，跟母親說：「其實，這個菜裡面根本沒有魚本身的味道，只有做魚的佐料味道對不對？大家吃慣了這種味道做出來的魚，所以一吃到這種味道就感覺是在吃魚。你是在利用我們的條件反射。」母親笑著說：「你才明白呀？魚香肉絲不也是這個道理嗎？」

吃芹菜根可以護腎

喜歡養花種草的人都知道，植物的枝葉怎麼修剪都可以，但是千萬別傷了它的根。根是植物生命力的來源，也是精華集中的地方，人參就是一個典型的例子。可惜，我們只關注那些名貴的補品，而忽略了尋常蔬菜的根，往往一刀切下就扔掉了。

很少有人吃芹菜根，其實它是護腎的，可以幫助腎臟排出濕毒。腎濕毒淤積，容易引發濕疹、下巴長痘，或是小便出現問題，吃芹菜根有助於調理這些問題。

芹菜根只要涼拌一下，就是一道小菜。

有的人在冬季容易小咳嗽，嗓子裡有點痰，雖然不太嚴重，可又不容易好，像這種情況就要考慮是不是跟腎有關係。你可以試試用芹菜根加上陳皮一起煮水，每天當茶喝。最好是用香芹的根，效果比較好。

現在土壤污染嚴重，芹菜根一定要用熱水加上麵粉多泡洗幾遍，再用開水燙一下，儘量洗得乾淨些再用。

涼拌芹菜根

做法和吃法

1. 準備材料：芹菜根數個、鹽、醬油、醋、糖、辣椒油適量。
2. 芹菜根洗淨，用熱麵粉水泡洗。
3. 用鹽醃十分鐘，然後以適量的醬油、醋、糖、辣椒油拌勻即可。

芹根陳皮水

做法和吃法

1. 準備乾的香芹根三個、陳皮一個（若用川陳皮，則四分之一個即可）
2. 香芹根和陳皮一起冷水下鍋，煮約十分鐘即可。
3. 每天當作茶飲用。

解惑芹菜養生

1

問：懷孕後，嗓子一直有痰。請問吃點什麼好？

允斌答：如果不是急性感染，可以喝芹根陳皮水。

2

問：除了芹菜的根可以除腎毒以外，還有別的東西可以除腎毒嗎？我下巴長了個很大、很痛又有膿的痘痘，受害中……

允斌答：當痘痘有膿的時候，可以用新鮮魚腥草汁消炎，還可以外敷魚腥草。平時則可以吃芹菜根來調理。

3

問：我老公在沒感冒的情況下，平時都有透明的痰，特別是早上起床的時候，喉嚨裡有痰，請問陳老師該如何調理？

允斌答：痰色透明，晨起明顯，這種情況說明是寒濕，用芹根陳皮水正合適。

蔬菜7

香椿

吃香椿等於補「陽光」

春天是鳥語花香的季節，我們也可以吃一些帶香味的食物。春主肝，富有香味的食物有舒發肝氣的作用。香味也是開竅的，能使人耳聰目明。

說到帶香味的食物，大家可能首先想到的是花朵，其實生活中有很多菜也帶有香味，比如香椿。

香椿有一個特點，就是喜歡它的人特別喜歡，不喜歡它的人完全接受不了，因為它的香味非常濃烈。其實，如果你瞭解香椿，可能就會覺得它的香味真是非常可心。

香椿是菜也是藥，祛風利濕，能防治風濕病。

香椿還有一個好處，就是能調理糖尿病。中老年人和有關節炎、糖尿病的患者，可以經常吃一些。

而對於大多數人來說，春天吃香椿是很應時的，因為在春天我們要養身體的陽氣，而香椿就是生發陽氣的。它是一個溫性的食物，對我們的脾、胃及腎都有溫暖的作用。香椿是補脾陽的。春天要補脾，所以在春天的時候人們吃完香椿會覺得舒服，還能暖胃、消食。

另外，想要寶寶的女性可以經常吃一點香椿，因為香椿能通腎陽，促進內分泌，有幫助懷孕的作用。

香椿是一種陽氣很足的植物，它自身的生長能力特別強，只要有陽光，它就能長得飛快。

我家裡買過兩棵香椿樹，種在花園裡，剛種下的時候只有一人高。第二年春天，想採香椿芽的時候才發現，向陽的那一棵已經竄到四、五公尺高，要採椿芽，還得架著梯子上去。再過一年，它已經比兩層樓還高了，而且枝幹筆直，架梯子也上不去了，原想用竹竿套鐵絲採芽，又怕傷樹，我們只好站在樹下遙遙地觀賞。

去年秋天，我們終於聽從了園藝工的建議，忍痛把主幹給鋸短了。不料，今年春天它旁生的側枝照樣猛長，很快又長到我望塵莫及的高度了。另外一棵種在背陰的地方，長得慢點。我們有了經驗，時時修枝，讓它總保持在一人多高的樣子，這才年年吃上新鮮的香椿芽。

香椿芽的生長也很快。嫩芽發出來採摘後，過幾天又長出新芽了。摘了長，長了摘，一個春天下來，可以吃下很多。初春剛發的頭茬芽很嫩，用鹽醃一下，切碎了拌嫩豆腐，淋點香油，那個味道特別好。長大一點的香椿芽，就用來炒雞蛋，很香。

香椿葉也是藥，春夏季的香椿葉消炎作用強

不同季節的香椿葉，藥效也有偏重。

春天過後，香椿芽長成了香椿葉，吃起來不鮮嫩了，卻可以泡茶，是糖尿病人的好藥。尤其是春夏季的香椿葉，消炎作用最好。腸胃不好的朋友，夏天喝一點，也可以預防腸胃炎。

如果想一年四季都享受到香椿的好處，可以把香椿葉採下來備著，這樣常年都可以用香椿葉來保健了。

腸胃炎患者的香椿茶

做法和吃法

1. 把新鮮的香椿葉放鍋裡加冷水煮開，再煮10分鐘關火。
2. 把煮好的水濾出來當茶喝。

糖尿病人的香椿茶方——秋天的香椿葉降血糖作用強

香椿葉對糖尿病人有保健作用。糖尿病人在春夏秋三季都可以採香椿葉來泡茶喝。香椿葉長到秋季時，降血糖的作用更佳。

秋季正好也是適合大量採葉的時候，因為香椿到冬天就落葉了。在落葉之前採摘，不會傷樹。

每年秋天，我都會把家裡兩棵香椿樹的葉子收集起來曬乾，送給一些患有糖尿病的朋友。

糖尿病人的香椿茶

這道香椿茶方能控制血糖，預防糖尿病慢性併發症。適合患糖尿病時間較久的人。

做法和吃法

1. 將採下的香椿葉曬乾，搓碎保存。
2. 用水煮十分鐘，或是用開水沖泡，當作茶來喝。每天早中晚三次。

長期患糖尿病的人，往往脾腎都虛。有的吃降血糖藥幾年後，藥效越來越差。有的出現各種慢性併發症，比如全身酸痛、手腳發麻、血壓不穩定等。

這種體虛的糖尿病朋友，用上面的方子堅持吃一兩個月，會發現身體有意想不到的變化，各種不適感得到緩解。有的朋友甚至發現，吃藥也難以控制的血糖有所改善了。

用香椿樹根的皮熬水洗澡，可治疥瘡、癬等皮膚病

有一味常用的中藥，叫作椿白皮，它其實就是香椿樹根剝下來的根皮。

香椿的葉子是溫性的，而根皮正好相反，是涼性的。它能祛濕熱，還有收澀的作用，對有慢性出血症、慢性腹瀉的人很有用。

如果是腸道濕熱導致的腹瀉，而且一兩個月不好，那麼可以用椿白皮煮水來喝。

香椿芽是發物，容易使人的皮膚病復發，而香椿的根是幹什麼的呢？它就是專門調治疥瘡、癬這種皮膚病的。也就是說，如果你吃香椿芽，皮膚出問題了，那就可以用香椿的根來解決這個問題。在藥店就可以找到椿白皮，用椿白皮熬水洗澡，能調理皮膚上的不適。

香椿籽泡茶喝，調理咽炎效果好

香椿從頭到腳都是藥，甚至香椿籽也有作用。可惜我沒有用過香椿籽，因為我看到的香椿好像不愛結籽。院子裡的兩株香椿，我時時觀察，希望它們結籽，看了好幾年了，它們也不結。

香椿籽也是一味藥，還非常好，它對咽炎有幫助。香椿籽作用於腎，而咽喉跟腎經是相連的，所以有些人的慢性咽炎治不好，反覆發作，就是因為他沒把腎調理好，而香椿籽恰好有調理腎的作用。如果你有幸看到香椿籽，請一定把它收藏起來備用。

調理咽炎的香椿籽茶

做法和吃法

1. 藥店買香椿籽（六克左右），以沸水沖泡當茶飲。
2. 香椿的果實成熟以後會裂開，裡面有籽。泡茶的時候，果殼不要去掉，一起沖泡。

請特別注意，這個茶飲適合虛寒型慢性咽炎的朋友。這類人一般咽喉的疼痛感不明顯，而是總感覺咽喉有痰，或者是咽喉乾癢，但卻不口乾。

如果是虛火型的慢性咽炎，比如總是感覺咽喉又乾又痛，還有一種燒灼的感覺，而且口乾愛喝水，那就更適合用繁縷來調理（見本書二二一頁）。

如何一年四季都能吃上美味的香椿——油泡香椿

香椿芽應季的時間非常短，過了那幾天就沒有了。如果你春天沒吃夠，想多買點兒留著以後吃，該怎麼保存呢？有三種方法。

第一種方法最簡單：把香椿放在冰箱冷凍格裡，一包一包凍上，等到夏天或其他季節想吃的時候，拿出來解凍。

香椿冷凍之前，最好用開水汆燙一下，時間不要太長，大約一分鐘就好，馬上撈出來過涼水。等它完全涼了，再放入冰箱裡速凍。汆燙過再冷凍的香椿，顏色更好看，口感也更好。

速凍的香椿從冰箱拿出來解凍後，最好的料理方法是油炸。冷凍過的香椿做涼拌，口感就沒有那麼好了。

炸香椿的時候，先將雞蛋和麵粉調成糊，放點兒鹽，撒一點花椒，然後把香椿裹上麵糊，下鍋一炸，味道非常香。

第二種方法是鹽醃。用鹽醃製的香椿可以長期保存。吃之前用水洗掉表面的鹽分，切碎了做菜，可以用來拌煮熟的黃豆，味道不錯。

第三種保存方法比較特別，是用油來泡香椿。這種方法是最好吃的。

油泡香椿

做法和吃法

1. 先把香椿切成小段，每段大概一公分，用鹽醃兩天。
2. 取出香椿，把水分擠乾，放在陽臺上曬，曬到七八成乾。
3. 準備幾個八角，油鍋裡多放點油，用小火將八角炸出味道，接著把香椿段放入油鍋裡，同樣用小火炸得有點酥脆以後起鍋。
4. 把炸過的八角、香椿和油一起裝進瓶子裡保存。想吃的時候直接食用就可以了，味道很不錯。

用這個方法來保存香椿，香椿的藥性能滲透到油裡，吃下肚容易被人體吸收，因此作用比較好。

有的人胃口不好，或者小孩兒有點食欲不振，甚至你懷疑他有寄生蟲，可以給他吃油泡香椿來調理。老人家如果喉嚨經常有點痰、愛咳嗽，也可以吃油泡香椿。

吃香椿的禁忌

香椿比較容易產生亞硝酸鹽。除了每年春天長出來的第一茬嫩香椿可以生吃，通常我會建議大家不要生吃香椿。最好能先用開水汆燙一分鐘，再做菜，會比較好。

香椿雖然好，但它是一個發物。如果是有一些老毛病或者皮膚病的人，吃香椿要謹慎，它可能引起這些病復發。這是因為香椿是養陽氣的，當人體陽氣充足，就會不由自主地想把病往外趕。但是，這種趕的方式可能不是我們願意的，因為它會從皮膚發出來，皮膚會很難受。一般來說，養陽氣的東西往往都是發物。

・・・・・・解惑香椿養生

1

問：陳老師，陽虛的人春天飲食要注意什麼？如何調理？還有，想長胖吃什麼？

允斌答：陽虛的人春天多吃溫補腎陽的蔬菜，比如韭菜、香椿。

蔬菜 8

絲瓜

一樣絲瓜九味藥，從頭到腳保平安

在瓜類中，絲瓜是最常被栽種在庭院裡的。想想也是，南瓜、冬瓜都比較碩大，沒有絲瓜那麼秀氣可愛，掛在藤上，像葫蘆一樣，賞心悅目。

詩云「數日雨晴秋草長，絲瓜沿上瓦牆生。」也許因為絲瓜有個「絲」字，讓人想到千絲萬縷，想到情思，所以絲瓜常被入詩。除了富有浪漫的意象，絲瓜這種植物，從葉到根，從皮到籽，每一個部分都有藥效，並且不止一味藥，而是九味。

絲瓜的瓜肉、瓜皮、瓜蒂、瓜子和絲瓜絡都有清熱消腫的作用，絲瓜的花、葉、藤、根是消炎的藥：絲瓜花治肺熱咳嗽，絲瓜葉治皮炎，絲瓜藤治慢性支氣管炎，絲瓜根治鼻竇炎。

可以說我們全身上下，從頭到腳，不管哪裡有火，哪裡有熱毒，都能從絲瓜身上找到解藥。

容易上火的人與鮮絲瓜很合拍

絲瓜的瓜肉是清腎火的。所以，陰虛火旺的人，也就是下焦有火的人，吃絲瓜是很合適的。還有大便祕結的人，吃絲瓜有利腸通便、預防痔瘡的效果。

但是大家要注意，絲瓜特別寒，陽虛的人不要多吃，正在腹瀉的人也不要吃。

有的人認為，寒涼的食物經過加熱就不寒了。這個想法是片面的，我們所說的寒，不是食物的溫度，而是它對我們的身體起什麼樣的作用。食物的性格是不會變的，除非是經烹調後它的營養成分產生了比較大的變化，比如澱粉類。對一般的蔬菜來說，加熱以後稍微好一點，但它的本性是沒有變的。

絲瓜寒涼，所以講究吃法。怎麼吃呢？你可以喝絲瓜蛋花湯，因為雞蛋是偏溫性的，而且還補氣。如果炒絲瓜吃，最好要放點蒜，利用蒜的熱性中和絲瓜的寒性。

我建議大家夏天多喝絲瓜湯，因為夏天容易心火重。心火是從腎上燒起來的，而絲瓜湯是泄腎的，所以，喝絲瓜湯可以祛心火。

青春痘、皮膚過敏可用絲瓜皮和絲瓜葉來治

通常人們怎麼料理絲瓜呢？先把絲瓜皮刮下來，再把絲瓜兩頭一切，扔掉，剩下的絲瓜肉用來做菜。

絲瓜稍微長老一點，皮就比較硬，很多人認為不好吃，就刮下來丟了。其實，絲瓜皮是清熱解毒的，當你瞭解它的作用後，就會不捨得把它扔掉了，而且絲瓜皮也可以料理得很好吃。

絲瓜皮怎麼料理才好吃呢？絲瓜肉很軟、很清淡，而絲瓜皮比較硬，還有一種特殊的氣味，所以最好把它削下來單獨做菜，例如用絲瓜皮炒青椒或者酸豆角。

絲瓜皮炒青椒

做法和吃法

1. 絲瓜用淘米水或麵粉水泡洗乾淨，然後把皮削下來，切成碎末，青椒或酸豆角也切成末。

2. 油鍋燒熱，先放薑末、蒜末炸一下，然後放入絲瓜皮、青椒（或酸豆角）一起翻炒，加點鹽，快炒幾下就可以起鍋了。

夏天吃這道菜既開胃下飯，又能解暑濕。絲瓜皮清熱毒，辣椒和薑蒜去濕，又中和了絲瓜皮的寒性。

絲瓜皮可以對付皮膚長疔子（癤子）和青春痘。如果是容易長疔子或痘痘的人，可以直接用絲瓜皮煮水來喝，這樣清熱敗火的效果更強。

不僅如此，絲瓜皮也能用來外敷。年輕人臉上長了青春痘，隨意去擠很容易感染，可以用新鮮絲瓜皮敷在痘痘上，把裡面的膿儘快逼出來，促使痘痘消失。

夏天的時候，有的人熱毒很重，身體上會長一些紅包，又腫又痛，中間長個小膿頭，這就是疔子，也可以敷絲瓜皮。另外，切下來的絲瓜頭，裡面的汁液很豐富，我會順手用它來擦臉，對美白皮膚有好處。

許多餐館有一道絲瓜菜餚：清炒絲瓜尖。用油把青花椒炸出香味，將絲瓜的嫩莖葉炒熟，吃起來非常清香。

我們家也吃這道菜。小時候，母親煮麵條的時候，喜歡放一點「青葉」。等到麵條快熟了，母親就會到陽臺去看看，有時候掐一點三七的嫩葉；有時候掐一點絲瓜的嫩葉。

現摘，現洗，現煮，下鍋燙一燙就撈出來，從摘下來到上桌前後不過兩分鐘，要多新鮮有多新鮮。

長大的絲瓜葉也是好東西，對皮膚過敏的人有幫助，尤其是血裡有熱毒的那種類型。比如說，有的人皮膚好好的，就是覺得很癢，一抓撓就出疹子了，時間長了就變成一片一片的，厚厚的。平時還好，遇到熱或者是晚上睡覺的時候，就感覺癢得難受。這種情況，就不是皮膚表面的問題了，而是血熱。這種血熱往往是心火引起的，說白了，就是長期情緒緊張和壓力過大造成的。

當皮膚過敏感覺很癢的時候，搗爛絲瓜葉敷在過敏的地方，就能止癢。症狀輕的人，多敷幾次就好了。

敷的時候，注意別讓葉子的汁沾到白色衣服上，否則會在衣服上留下顏色，不好清洗。

因熱而起的咳嗽、鼻炎、便祕，用絲瓜花、蒂、籽來治

小時候，母親在陽臺也種絲瓜。不過，我們為的不是吃絲瓜，而是吃絲瓜花。絲瓜花有雄花和雌花，只有雌花可以結出絲瓜。每到花開的時候，母親就會摘下雄花來給雌花授粉，用過的雄花就給我們做菜。

絲瓜花是黃色的，很大一朵，可以用來煮湯，可以炒，也可以炸來吃，做法多樣。

‧‧絲瓜花三料‧‧

1. 燉湯：平時燉肉湯的時候，當湯快煮好時，把絲瓜花洗乾淨，直接放進鍋裡，煮一下就起鍋。
2. 炒雞蛋：絲瓜花切碎了跟雞蛋一起炒，也很好吃。
3. 油炸：採的絲瓜花多了，母親就把它炸著吃，很香。母親曾把絲瓜花沾上麵粉和蛋液，下油鍋輕輕炸一下，請大家品嘗，人們都讚不絕口。

絲瓜花是清熱的，而且清的是肺熱。有肺熱咳嗽或鼻子發炎的人，都可以用它來調理。特別是夏天的肺熱咳嗽，在年輕人和小孩中比較多見。如果你夏天久咳不止，痰黏稠，就可以吃一些絲瓜花。

絲瓜的藤和根也是清肺熱的，消炎的作用更強。有慢性支氣管炎的人，可以用絲瓜藤煮水喝；有鼻竇炎的人，可以用絲瓜根煮水喝，效果更好。

這裡我要提一下，鼻炎不能一概而論。寒性的鼻炎和熱性的鼻炎不一樣，如果有肺熱，用絲瓜根就比較好。

一般的鑑別方法是：寒性的鼻炎，鼻涕比較稀、發白；肺熱造成的鼻炎，流濃鼻涕。

絲瓜頭上帶著的絲瓜蒂，把它留下來曬乾了以後，可以煮水，能調理咽喉腫痛。以前的人還愛把絲瓜蒂碾成粉末外用。這個粉可以敷喉嚨，治咽喉腫痛。這與我們嗓子疼時，把一些外用藥粉吹進嗓子裡去治療是一樣的用法。

我們平時吃的絲瓜，裡邊的籽還沒有長大。留種的老絲瓜，籽成熟了以後是黑色的。這種黑色的絲瓜子也是中藥，它是一味強力的通便藥。還用它來驅蛔蟲，只要吃十來顆，一次就能見效。不過，絲瓜子很苦，吃了容易使人腹瀉、嘔吐，給小孩用的時候最好諮詢醫生，孕婦也不要使用。

專治痛風的茶飲——絲瓜絡茶

有一年我去北京郊區玩，在那裡看到了巨型的絲瓜，有一公尺多長，很壯觀。當地人給了我們幾粒種子，回家後，小姨試著種在小花園裡。整個夏天，這些翠綠的絲瓜藤蔓到處攀爬，黃花開了一朵又一朵，但就是不見結瓜。

秋天到了，我們都幾乎放棄了。突然有一天，發現在很高很高的地方，結了幾個小小的絲瓜。本來想等著它們長成那種超級長的瓜，結果始終沒等到，那幾個絲瓜長到一尺來長，就沒動靜了。一直到天氣變冷，絲瓜葉都枯了，它們還是那樣。巨型絲瓜是吃不上了，倒是收穫了好幾個絲瓜絡。

古人說，絲瓜是「老來萬縷足秋思」。說的是絲瓜心中的「千絲萬縷」，要等到絲瓜老了、黃了不能吃的時候，才能看到。

把老絲瓜的乾皮和肉搓掉，把裡邊的籽掏出來，剩下的就是絲瓜絡，可以用來當刷子。以前的人經常用這種絲瓜布，比現在的擦碗布、鋼絲球好用，還更安全環保。絲瓜絡還可以用來洗澡，超市賣的那種搓澡工具裡面，有一種就是用絲瓜絡做的，在外國很流行。

橘絡能通絡脈。絡脈，就是遍佈在人體全身的細小經絡。絲瓜絡與橘絡一樣，也能通絡脈。病邪躲在人體的這些細微處，就像藏在角落的灰塵，使人無從下手。而橘絡和絲瓜絡就擅長鑽進這些細小的地方，進行清掃工作。

如果要細分它們的功效，橘絡偏重於疏通絡脈中的痰瘀，而絲瓜絡偏重於清除絡脈中的風濕。所以，有關節炎的人可以用絲瓜絡煮水來調理，對於痛風病人特別有幫助。

絲瓜絡煮水

做法和吃法

1. 用當年新收的絲瓜絡，連皮帶籽一起洗乾淨，切碎。
2. 和冷水一同下鍋煮一小時，用煮好的水當茶喝。

解惑絲瓜養生

1

問：請問橘絡、絲瓜絡、牛蒡可以一起泡水喝嗎？

允斌答：可以的。

2

問：陳老師：你的節目是我每天必看內容，就像吃飯一樣每天不能少，看了你的節目，我感覺中醫好神奇，食物好奇妙。我也學了很多知識。就是有個小問題想讓你解答：我女兒21歲，大學二年級，從大一那年冬天臉上兩鬢角及下面開始長痘痘，也不太多，總不全好，她很苦惱。我給她買了牛蒡茶喝，有一個月了，有點好轉，但還長痘。望老師百忙之中能指導我一下！

允斌答：長痘要分類型來調理效果才好，書裡介紹了幾種食材（絲瓜皮、馬齒莧、魚腥草、芹菜根等）分別針對不同的痘痘，您可以根據她的症狀來選擇。比如牛蒡，對治胃熱型的青春痘效果比較好，而且要用新鮮的牛蒡才好。

蔬菜 9

空心菜

空心菜老稈炒黃豆，補氣、祛濕兩不誤

夏天是吃空心菜的季節，空心菜大量上市，賣得很便宜，是家家戶戶常吃的蔬菜。許多人天天吃空心菜，但未必知道它的作用。

首先，空心菜能解食物裡的毒。以前的人如果誤吃了毒蘑菇或是有毒的植物，就會把空心菜搗爛，用紗布包起來，擠出一大碗汁喝下去。

其次，空心菜對人體內的毒也有作用，它能清血毒。人的皮膚長痘、長瘡，體內長腫

蔬菜9

空心菜

瘤，都是血毒淤積的結果。常吃空心菜，能幫助我們排毒。

空心菜還能清胎毒，所以它對緩解嬰兒濕疹也有幫助。夏天可以用新鮮的空心菜煮水，給嬰兒洗澡。但要特別注意，皮膚有潰破的地方不要洗，避免感染。此外，要用沒有農藥污染的空心菜，並且煮之前一定要用麵粉水多泡洗幾遍，洗得乾淨一點。

除了解毒，空心菜還能排水濕，小便不暢通的人吃了會有好處。夏天氣候比較悶熱潮濕，吃空心菜正是時候，可以去濕熱。

平日家裡吃空心菜，可以把稈和葉分開料理。空心菜的葉和稈烹調的火候不一樣，稈熟的時間長，而葉熟的時間非常短，一起煮的話，不是葉子炒過頭了就是稈還沒熟。所以可以把葉子連著特別細嫩的稈掐下來，單獨炒菜或做湯。

母親喜歡用空心菜葉來配麵條，煮好麵條以後，把空心菜葉放進麵湯裡，一下就熟了，跟著麵條一起吃很不錯。

空心菜下半部的稈比較粗、比較老，許多人就掐掉不要了。其實老稈的口感脆脆的，也好吃。夏天只要買了空心菜，我們就想吃那個稈。因為空心菜稈爽脆，嚼起來口感很好。

這裡介紹一個有趣又好吃的空心菜的做法，這是小時候母親給我們做的，叫作空心菜炒黃豆。這道菜上桌的時候，看起來是一盤子空心菜稈，但是吃進口才發現，空心菜稈裡有一粒粒的黃豆。

這個菜看起來巧妙，但是做起來一點都不複雜。沒做過的人可能覺得，把黃豆一粒粒地塞進菜稈裡多累啊！其實，黃豆是自己鑽進去的。

空心菜老稈炒黃豆

做法和吃法

1. 將空心菜的粗稈切成約二公分的長度，備用。
2. 乾黃豆下油鍋，用小火炸酥。
3. 放入空心菜的稈，跟黃豆一起翻炒。炒著炒著，黃豆就一粒粒鑽進空心菜稈裡了。
4. 放點鹽拌炒兩下，起鍋。

炒這道菜有兩個小竅門：一、黃豆要先炸酥，炸到黃豆皮有點發皺的感覺；二、空心菜的菜稈要用稍微粗一點的老稈兒，下鍋後要反覆地翻炒。

這道菜吃起來很香。夾起一根空心菜稈，一咬脆脆的，再嘗到裡面一粒粒的黃豆，也是酥脆的。空心菜的清香，加上黃豆的濃香，都香到一塊兒了。

最有意思的是，黃豆一粒粒地藏在空心菜稈裡面，小孩子會覺得真好玩。吃的時候就

蔬菜9 空心菜

有一種新鮮感。每次夾起一根空心菜，一邊吃一邊數裡面有幾粒黃豆，整個過程特別有趣。

有一次，我看電影《阿甘正傳》，就想起我家這道空心菜炒黃豆。《阿甘正傳》裡，阿甘的母親跟他說，生活就像一盒巧克力，你永遠不知道，下一顆是什麼味道。空心菜炒黃豆也是一樣，夾起一根空心菜，你也不知道裡面到底有幾粒黃豆。

空心菜炒黃豆吃起來不僅有趣，也有食療的道理在其中。空心菜有「泄」的作用，黃豆有「補」的作用，它們倆是很好的搭配，夏天吃特別適合。

黃豆是補氣的，而空心菜是利濕的。夏天氣候濕熱，濕熱傷脾又傷氣，這時既需要去濕熱，又需要補氣，這個菜清淡微補，夏天吃正得其時。

味道好吃又對身體好的菜都有一個特點：裡面的食物不是一味地補，而是有補有泄，互相平衡。這也是我們飲食保健的原則，不能偏於極端，要取中庸之道。

現在流行喝補藥湯，連火鍋的鍋底都放人參。如果老是在菜裡加補的東西，沒有泄的食材，光補不泄，只是對少數身體虛弱確實需要大補的人管用，對一般的人來說是不太合適的。

有的人為了保健，不管什麼補品都愛湊在一起往鍋裡扔，這就更不對了。補，首先是要修補，漏洞補好了，髒東西清理乾淨了，咱們再補充。如果只是「補充」，而不是「修補」，那就等於漏洞沒補好，無論倒多少水進去還是會流失掉。所謂修補，實際上就是讓身體陰陽平衡，這樣對身體才好。

生活也是一樣，不能只有加法，有時候也需要減法，給自己減輕一些負擔。任何東西太多了，都可能變成一種負擔。

中醫講「過喜傷心」，為什麼？好事太多了，如果沒有一顆平常心來承載它們，這就是一種負擔，也會傷身體。什麼事情都不宜過，要不偏不倚。中庸之道是東方人信守的生活之道，確實有它的道理。

蔬菜 10
茄子

「四恨茄蒂太小」——吃炒茄蒂可以祛濕解毒

古人曾戲言人生的五大遺憾，頭三個都跟美食有關：一恨鰣魚多刺，二恨金橘太酸，三恨蓴菜性冷……小時候讀書讀到這一節，我真想提筆在後面再加上一個：四恨茄蒂太小。

茄子的頭上，就那麼一點點茄蒂。一個頭下面帶著四個瓣，長得也很不起眼，人們通常扔掉它。有的人更省事，連剝也不剝，一刀把茄蒂連著茄子頭都切下不要。可母親每次都會留著炒來吃，那真是人間美味。只要家裡吃茄子，我們就會追著母親問：「茄蒂呢？茄蒂呢？」母親總會笑著說：「放心，在這裡留著呢，明天再剝幾個，一起炒。」

我家的茄蒂從來沒扔過，留下炒著吃，比茄子肉還受歡迎。

炒茄蒂，嚼起來有香菇的口感。再配上一點尖尖的長青椒一起炒更香，辣辣的，是很開胃下飯的小菜。

小時候，這道菜一上桌，兩分鐘之內就會被我們一掃而光。可惜的是，茄蒂實在不多，好幾個茄子只能攢出那麼一小盤。每到這時，真的是只恨茄蒂太小。

如果你也想試試這道菜，那不妨在每次料理茄子的時候，把茄蒂剝下來留著。這道菜可以當天做，也可以等兩天，多攢幾個茄蒂再做。茄蒂含水分比較少，不容易壞，放兩天也沒事。

‧‧‧炒茄蒂

做法和吃法

1. 用五、六個茄蒂，配上一個新鮮的辣椒。
2. 把茄蒂撕成兩半，去掉中間的硬梗，把頭部厚的地方切薄一點；辣椒切成滾刀塊。茄

蒂和辣椒分別用兩個盤子盛放。

3. 炒鍋裡放點油，先放茄蒂下鍋煸炒。煸熟了以後，盛到盤子裡。鍋裡再下油，放辣椒炒熟，撒少許鹽，盛出。

4. 再次倒入茄蒂，撒鹽，再倒入辣椒，一起拌炒幾下，起鍋。

為什麼要把茄蒂和辣椒分開來炒呢？因為辣椒比較容易熟，而茄蒂比較乾，所以炒的時間要長一點。如果一起下鍋炒，茄蒂混在辣椒裡，不容易炒熟。

這裡要注意兩點：

一、茄蒂和辣椒吸鹽的程度不一樣，所以先炒茄蒂時不要放鹽。如果鍋裡有鹽，辣椒就不好炒了。

二、每次放油都只放一點點。

茄子和茄蒂都是食療的好東西，而且功效各有妙處。茄子能「化」，茄蒂能「收」。

茄蒂有「收」的作用。收什麼呢？收斂創口。比如口舌生瘡，吃茄蒂可以幫助潰瘍面儘快收口。人體內濕毒多了，排不出去，往上走的時候，就容易從嘴裡發出來，在口腔和舌頭長瘡。茄蒂是祛濕解毒的，常吃它能避免濕毒鬱積，殃及口腔，對防治口腔潰瘍特別有效。

茄子能「化」。化什麼呢？化血腫。比如皮膚長痱子、毒瘡，多吃茄子都有幫助。在我們身體內部，茄子主要化的是大腸和胃部的血腫。因為茄子的藥性主入胃經和大腸經，所以，它對於腸道瘜肉、血痔等腸道的血腫和胃癌等預防效果比較好。

吃茄子要注意，茄子是寒涼的。與其他寒涼食物不同的是，它的涼性直接入胃，使人胃寒。因此，茄子最好是配上大蒜一起吃。

一般人做茄子，都喜歡放大蒜，感覺沒有大蒜就不夠味兒。其實，這就是身體的本能選擇。大蒜是熱性的，能溫胃，可以抵消茄子的寒性。

還有一點很重要：茄子是有小毒的，而大蒜是解毒的。吃茄子時多加點大蒜一起烹調，能起到保護脾胃的作用。

茄子含的毒素雖然量很微小，但是對我們的腸胃多少有點刺激性。所以，最好不要吃生茄子。有的人盲目減肥，猛吃生茄子，如果一次吃多了，是有可能導致噁心、嘔吐或拉肚子的。

解惑茄蒂養生

1

問：現在正在收集茄蒂晾曬，圓茄也可以嗎？

允斌答：可以的。

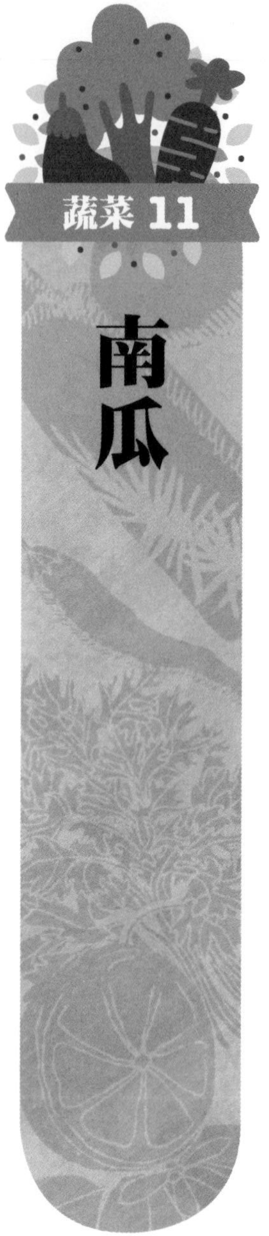

吃南瓜，南瓜子丟不得

傳統聚會裡，幾個人一起聊天喝茶，總少不了嗑點兒瓜子。葵花子、西瓜子、南瓜子，都是大家常嗑的。很多朋友會去市場買南瓜子，然而，平日家裡吃南瓜的時候，卻把裡面的南瓜子隨手扔掉。

其實，留下這些南瓜子一點都不麻煩。你只要在廚房窗臺上放一個草編的小籃子（或盤子），把每次掏出來的南瓜子放在裡面，讓它自然晾乾就可以了。

南瓜子在南瓜裡是很乾淨的，掏出來以後，不需要去洗它，沾了水反而容易壞，直接把它晾乾就行。

南瓜子曬乾以後，可以直接生吃，保健的功效比炒過的南瓜子還好。

很多老人家都知道，南瓜子是殺蟲的。過去小孩容易得蛔蟲等寄生蟲病，大人就給小孩吃南瓜子驅蟲。南瓜子跟其他的殺蟲藥不一樣，它很溫和，不是靠刺激性來殺蟲，也不會損傷身體，所以很適合小孩。

吃南瓜子，補充天然激素

其實，南瓜子的作用遠不止於此。籽代表什麼？籽是植物的下一代，代表新的生命。所以凡是植物的種子，它的功效一般都能往腎走。南瓜子對腎臟的保健作用尤其突出，它的作用類似於天然的激素，能改善人體生殖系統的功能。對於男性來說，經常吃生南瓜子，能夠預防前列腺的問題。對於女性來說，如果產後體虛導致乳汁量少，吃生南瓜子能幫助催乳。

南瓜子「補」的作用比較強。很多朋友一聽到什麼東西補，就願意多吃，其實這是一個誤解。再好的東西，吃過頭了就有問題。南瓜子也是，你別覺得它對腎好就大把大把地吃。南瓜子無論生熟都是補氣的，吃多了，補過頭了，氣會積在肚子裡，使人不舒服。氣多了還會化為熱，導致胃熱上火。

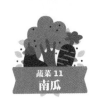

需大量說話的人可喝冰糖南瓜子茶來補腎氣

單吃南瓜子的仁兒，那是偏於補的，如果連著外面那層殼一起用，就有補有泄了。南瓜子的殼不好吃，也嚼不爛，一般用來煮水喝比較好，對慢性的咽喉問題有幫助。

・冰糖南瓜子茶・

做法和吃法

1. 抓一把帶殼南瓜子，切碎。
2. **南瓜子冷水下鍋煮開後，加冰糖再煮二十分鐘起鍋，把渣濾出來，直接喝水。**

我接觸到一些學校老師和電視臺主持人，他們共同的苦惱就是由於工作性質，必須大量說話，嗓子長期不舒服，用了很多藥都不管用。其實，他們這種情況不僅僅是嗓子的問題，關鍵是因為長期說話太多，傷到了腎氣。所以，光是用清熱消炎的藥來治嗓子，解決不了根本問題。如果想治本的話，既要清咽喉，又要補腎氣，雙管齊下才可以。平時在家，就可以喝冰糖南瓜子茶來調理。

蔬菜 12

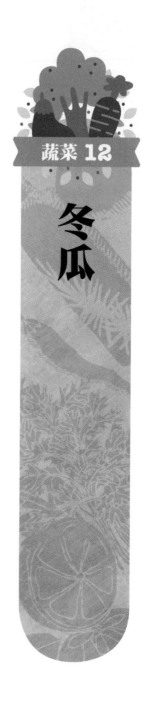

冬瓜

冬瓜的瓤、皮、籽，沒有一樣不是寶

冬瓜子煮水喝，能幫助身體排廢水、排膿。冬瓜裡面有瓜瓤，做菜的時候不要扔掉，因為冬瓜瓤和瓤裡的冬瓜子都是有用的。

凡是植物的種子，它的功效通常都能往腎走。冬瓜子也是走腎的，但它不是補腎，而是幫助腎臟排出濁水的。

冬瓜利水消腫的作用，大家都知道。冬瓜子比冬瓜肉更進一步。冬瓜子去的不僅是水，而且是濁水，是體內炎症和感染引起的。這種水是混濁的，帶有顏色，比如說黃痰、小便黃、女性白帶發黃……人體內的濁水，若嚴重發展下去就是膿。

冬瓜子能幫助人體排膿，特別是肺部和腸道的膿。

人體的肺部受到感染，嚴重的就會有膿，導致化膿性肺炎、肺膿腫等。腸道發炎化膿時，如果位置在闌尾，那就是闌尾炎。在肺部和腸道受到感染的初期，飲食上可用冬瓜子來輔助調理，它能促使膿儘快排出，阻止病情的發展。

冬瓜子排膿和排濁方

做法和吃法

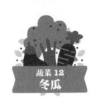

1. 取一把冬瓜子，搗碎，用水煮二十分鐘。
2. 待水溫不燙後直接飲用。冬瓜子最好不要直接吃，因為它很涼，吃了容易拉肚子。
3. 這個方法是排膿的，適用於體內濕熱很重的情況。如果是排濁水，最好先把冬瓜子炒黃，再煮水喝，這樣才不會太過寒涼。

炒過的冬瓜子煮水喝，對濕熱導致的小便顏色混濁、女性白帶發黃都有緩解效果。

保存冬瓜子也不麻煩。吃冬瓜的時候，把瓤掏出來晾乾，再把冬瓜子取下來保存就行。

冬瓜瓤煮水洗臉，美白效果好

冬瓜瓤也要留下。冬瓜全身都偏寒涼，只有冬瓜瓤較不涼，作用比較溫和。新鮮的冬瓜瓤可以用來煮水洗臉，有美白的作用。

冬瓜瓤曬乾了，可以留到冬天來用。冬瓜名為「冬」瓜，卻在夏天出產。如果冬天想要減去身體多餘的水分，就可以用曬乾的冬瓜瓤。

冬瓜皮加荷葉一起泡茶喝，減肥降脂

冬瓜皮曬乾後，也有用處，作用跟冬瓜子、冬瓜瓤差不多。但是冬瓜皮是寒性的，適合身體有內熱（例如小便黃）的時候用。

如果是痰濕體質（濕氣重、肥胖、血脂高、脂肪肝等）的人，又有熱，可以用冬瓜皮加荷葉一起（各十克左右）泡茶喝，減肥降脂的效果不錯。

其實，夏天在煲冬瓜湯的時候，我們可以學學廣東人的做法，不去皮，連著皮一起慢火煲。這樣可以解暑、去心火，還能瘦身。

冬瓜是偏涼的，脾胃虛寒的人不要多吃。燉湯喝相對會好一些，燉的時候，最好配一點蝦皮或蝦仁。

夏日炎炎，吃一些涼涼的生冬瓜片吧

冬瓜還有一種吃法，就是生吃。小時候，每當夏天家裡買了新出的嫩冬瓜，父親會用刀仔細地削下幾片薄薄的冬瓜片，蘸點白糖給我們小孩子當水果吃。嫩冬瓜片吃起來冰冰涼涼的，特別爽口。

夏天熱得人心裡煩躁，口渴，想喝涼水，就是因為暑熱引起心火。吃幾片生冬瓜後，人就感覺一下子涼快了，心裡也舒服多了。有的小孩老吵著要吃冰棒、雪糕這些涼的東西，實際上就是心火重，吃幾片涼涼的生冬瓜，就能幫助他把心火給去了。

宋代的月林禪師曾作過一首偈子：

萬里無寸草，衲僧何處討。

蘸雪吃冬瓜，誰知滋味好。

「蘸雪吃冬瓜」，可以說是淡而無味，也可以說是冷暖自知。而我想到的是小時候吃生冬瓜，那種在唇齒間冰爽的感覺。天氣再熱，有這道菜就能讓人心裡清涼。大和尚在冬天用冬瓜蘸著冰涼的雪來吃，那他的心頭該是怎樣的清涼境界呢？思之令人嚮往。

解惑冬瓜養生

1

問： 陳老師，冬瓜子煮水是水開了以後再煮二十分鐘嗎？冬瓜子也可以吃嗎？還是就喝水？

允斌答： 是的，水滾以後再煮二十分鐘。冬瓜子不用吃。

2

問： 最近兩個月我父親的腰圍增加了好多，我有些擔心，想為父親做軟化血管的茶包。請問自製乾品冬瓜皮要注意什麼呢？曬多久時間呢？

允斌答： 曬乾到能保存的程度就行。

3

問： 天氣熱沒有胃口，不想吃主食，只想吃冰冰涼涼的東西，有什麼辦法能一舉兩得呢？

允斌答： 可以把生冬瓜打汁加點蜂蜜來喝，消消心火。

蔬菜 13

蕃薯

常吃番薯藤，可以降血糖

番薯也叫做地瓜、紅薯，有句話說「紅薯吃得好，勝過吃紅棗」，是公認的健康食品。番薯藤的保健作用也很強，很多人不知道番薯藤也可以吃，實際上，糖尿病人吃番薯藤對降血糖是有幫助的。

記得小時候去鄉下玩，我頭一次發現原來番薯是一種藤蔓植物，很新奇。番薯的藤牽牽連連，可以長得很長。這樣的好東西要是不吃，可就浪費了。

番薯藤的嫩尖，炒著吃是很清香的，吃起來有點像空心菜。

在湖北武當山，我見到當地人連番薯藤的老稈都能巧妙利用。他們把番薯藤老稈外的一層皮撕掉，把裡面的稈掐成段，用一點辣椒和花椒炒著吃，味道很香。

番薯藤入肝經，是明目的。

老人家說，番薯藤炒豬肝能補眼睛，特別適合晚上看不清楚東西的人。番薯藤還有去熱毒的作用，可以調理腸炎和皮膚紅腫、毒瘡。

如果你夏天吃進不乾淨的東西，肚子不太舒服，那麼，可以用番薯藤老稈煮水喝。

如果皮膚長瘡，則可以用番薯葉子搗碎外敷來消腫排膿。

番薯帶皮吃
不燒心，還能助消化

每年冬天，我家的早餐一定有烤番薯。晚上給烤箱定好時，早上起來番薯就烤好了，滿屋都是甜香味。

我常請來家裡的客人吃。他們都很喜歡，但每個人拿起烤番薯來，所做的第一件事就是剝皮。

這時候我會說，別剝皮，試試連皮一起吃，味道也很不錯。番薯皮可是好東西。

我常說，植物的皮和肉是一對陰陽，番薯當然也不例外。

番薯肉是「補」的，而番薯皮是「泄」的，也就是排毒的。番薯肉補脾胃，番薯皮助消化；番薯肉補氣，番薯皮通氣；番薯肉偏酸性，番紅薯皮偏鹼性。

吃番薯容易使人脹氣，還會讓人感覺燒心，如果帶著皮吃，就能解決這些問題。

你可能會問，番薯皮那麼髒，能吃嗎？其實，你可以給它好好地洗個澡。

如何把番薯洗乾淨？先用刷子刷掉番薯皮上的泥，再抓一小把麵粉放在水裡，然後放入番薯，來回攪動，攪完再泡一泡。這樣就可把番薯皮清洗乾淨，可以帶皮吃了。

現在大街上賣烤番薯的人，不一定會用麵粉水把番薯皮清洗乾淨，所以，要是在外面吃烤番薯，那就儘量別吃皮。

如果是自己在家料理番薯，清洗得比較乾淨，即使把皮烤焦了也可以帶皮吃，小孩子吃了這樣的番薯皮還能幫助消化。

很多燒焦的食物都有助消化的功能，像糊的鍋巴、烤饅頭片等，這些澱粉類的主食烤焦了以後，可以專門用來消除米麵引起的積食。有一種治療積食的常見中成藥——焦三仙，就是用山楂、神曲和麥芽炒焦了做成的。

特別提醒一下，如果番薯的表皮變色、發黑或有褐色的斑點，那說明它的局部腐爛了。這時就不宜食用，更不能吃它的皮。

生番薯去血毒，熟番薯補氣血

番薯生用和熟吃的功效不同。熟番薯是補氣血的，生番薯則能去血毒。

我家有一個妙用生番薯的小方子：把生番薯嚼碎後，敷在熱毒瘡的周圍，對緩解疼痛很有幫助。

在三姨小時候，有天她從山下挑水到山頂澆灌小麥田，在烈日下工作一整天，水都沒喝一口，受了熱毒。回家後，她的腿上長了三個大毒瘡，又紅又硬，腫得很高，三天都下不了樓。外婆就用這個方法給她連敷了幾天，把膿排出，後來就痊癒了。

這個方法用白皮白心的番薯尤為有效。因為生番薯本身就是消炎去毒的，如果用白皮白心的番薯，還有促進皮膚生長的作用。把它敷在毒瘡的四周，就能把膿給逼出來，促使毒瘡儘快收口癒合。

白心番薯養皮膚，紅心番薯養氣色

番薯對於腸道功能有雙向調節作用。煮熟和烤熟的功效有一點不同。便祕的人，可以常吃煮番薯；而喝酒過多，傷了脾胃引起腹瀉的人，可以吃烤番薯來緩解不適。

熟番薯補氣血，而不同的番薯補的效果也各有側重。

番薯有紅白兩種。白皮白心的番薯，對皮膚特別好。皮膚粗糙的人，常吃白皮白心的番薯，皮膚會逐漸變得潤澤。

紅皮紅心的番薯，營養就更好了。它補氣血的效果很好，作用可以跟紅棗相提並論，又沒有紅棗那麼容易生濕熱。臉色蒼白的女孩堅持長期吃，可以幫助改善面部氣色。

小孩吃番薯健脾胃

我小時候很喜歡吃番薯。上幼稚園的時候，有一位住鄉下的阿姨常常往我們家送番薯，然後換些白米回去。

有一天，我就對她說：「阿姨，你們家天天都吃番薯，你帶我去你們家吧。我不想吃米飯，我想吃番薯。」我媽笑著跟我說：「我讓你一個星期每天吃番薯，看看你還去不去！」

那個星期，母親每頓飯都給我做番薯，但我還是吃得津津有味。

番薯是健脾胃的，小孩脾胃嬌嫩，正需要番薯來補。如果是身體健康的小孩，體內沒有痰濕，喜歡吃番薯是很自然的。

給孩子吃番薯，比吃紅棗更滋補。小孩吃多紅棗容易生熱，所以更適合吃番薯來健脾補氣血。番薯的吃法有很多，一般是煮著吃、烤著吃。我們家還有幾種特別的吃法，不妨試試。

番薯餡餅

做法和吃法

1. 把番薯帶皮蒸軟，剝去皮，趁熱搗成泥。
2. 加乾麵粉，一起揉勻，捏成圓餅，大小可以隨自己的喜歡。
3. 在平底鍋裡放少許油，把餅放在鍋中，小火煎到餅兩面變色，番薯餅就熟了。

加多少麵粉是根據番薯所含澱粉的量而定的。一般來說，半斤番薯差不多要加七十克麵粉。

這是小時候，母親一有時間就會做給我們吃的番薯餅。

番薯餅還可以做成夾心的。你可以炒點肉餡，比如鹹菜炒肉末，或者用生餡，例如把生韭菜、生肉切成末。然後，把肉餡包在生的番薯餅中，放鍋裡煎熟或蒸熟。

番薯饅頭

母親做的番薯饅頭也很好吃。這種饅頭不需要發麵，很簡單，不擅長做麵食的人也可以輕鬆地做出來。番薯饅頭別有一番風味。那時來家裡做客的一些小孩，有的對番薯並不是很感興趣，可是吃了番薯饅頭都很喜歡，搶著吃。

做法和吃法

1. 先把番薯蒸熟，蒸得軟軟的，把它的皮剝掉。
2. 將一半的番薯、一半的麵粉揉到一塊，使勁揉勻。一般不用加水，如果番薯很乾，覺得揉起來費勁，也可以加一點點水，不要太多。
3. 揉好後捏成饅頭大小，上鍋蒸熟，蒸出來的樣子和饅頭一樣。

蒸饅頭很講究：冷水上籠，中火燒開，中小火蒸十五分鐘，最後大火蒸五分鐘。這樣做出的饅頭最軟。

・番薯粉蒸肉・

番薯不僅可以做主食，也可以做成菜。用來做粉蒸肉，味道特別好。

做法和吃法

1. 把肉用豆瓣醬、油拌勻。如果有酒釀水和醬豆腐汁，加一點進去更好，記住要先放酒釀水，然後再放醬豆腐汁和豆瓣醬、油等其他調料。
2. 把蒸肉用的米粉撒在肉裡拌勻，慢慢加水，直到米粉可以調成糊狀。
3. 醃三十分鐘，讓肉入味。

4. 把番薯去皮，切成滾刀塊，從拌好的肉裡倒出一點兒米粉和汁水在番薯上。
5. 把番薯裝在蒸碗的底層，將拌好的肉鋪在上面。在蒸鍋裡放冷水，燒開。把蒸碗放進去，用中火蒸三十分鐘左右。起鍋時，撒一點蔥花或者香菜。

蒸肉的米粉在超市有售，你也可以在家裡自己做，味道更好。

・・・・・自製蒸肉米粉

做法和吃法

1. 把糯米和白米按1：4的比例搭配，加少許花椒，一起拌勻，放入鍋中炒。記住，鍋裡不要放油，用乾鍋將食材炒到微微發黃即可。
2. 用桿麵棍或料理機碾磨成類似粗鹽粒大小的粗粉，不要太細。再加10%的生麵粉，就完成蒸肉的米粉了。

粉蒸肉用的肉可以是豬肉、牛肉、羊肉、雞肉，也可以是排骨，但不能是魚肉，用魚肉會有腥味。

自製番薯絲、番薯片

過年的時候，母親會炸番薯絲給我們當零食吃。

做法和吃法

1. 把番薯切成絲，拿澱粉和雞蛋打成漿。
2. 把番薯絲裹一點漿，下油鍋輕輕炸一下即成。

番薯絲要切得細細的，這樣炸出來又香又脆又甜，比用馬鈴薯炸的薯條好吃多了。一個番薯就可以炸出一大盤來，看上去很壯觀，但實際上量並不多。比起馬鈴薯炸的薯條要蘸番茄醬吃才有味，而用番薯炸的薯條什麼都不用加，口味也很好，小孩吃起來很開心。

現在家裡有烤箱，我也喜歡把番薯烤成薯片來吃，具體的做法跟烤馬鈴薯片差不多。

做法和吃法

1. 番薯不用去皮，連著皮一起切，切成很薄很薄的片。
2. 在番薯皮上抹一點點油，放烤箱裡烤十幾分鐘，烤到半焦的時候取出來。

這種薯片又脆又甜，而且好消化，吃了也不容易脹氣。

番薯湯

在我們家最受歡迎的番薯吃法，就是番薯湯。這道湯非常好吃，做法也很簡單。

做法和吃法

1. 把生花生切成碎末，過油稍微炸一下，炸出香味後，放一點兒蔥花和薑末爆炒。

2. 爆炒幾秒鐘後，把切好的番薯條下鍋炒一下。

3. 加入適量冷水煮一會兒就完成。

番薯湯很快就能煮熟，我們家常拿它當速食來吃。人們有時候忙起來會說：「今天沒時間了，我們下麵條吃吧！」而在我家，如果來不及做飯了，母親就會煮個番薯湯。有湯有水，十分鐘便是一頓簡單的速食。

在這個湯裡，放花生是為了增添湯的香味，放蔥和薑是借用它們順氣的作用。番薯吃多了會脹氣，把蔥和薑放在湯裡，喝湯吃番薯就不容易脹氣了，特別好消化。而且蔥薑搭配番薯很對味，湯也好喝。

這樣煮出來的湯很適合給孩子吃。小孩吃烤番薯，容易噎著，而喝番薯湯就不會出現這種情況。

此外，還可以在這道湯中加入生薑，用生薑加上番薯煮成的湯，相當於一道溫和的生薑大棗茶，不僅溫補而且不容易引起上火，對於感冒後引起的脾胃不和，甚至噁心嘔吐來說，是一道很好的保健餐。脾胃虛寒的人，可以在這個湯裡稍微多放點生薑，這樣調理脾胃的作用就會更強。

這道湯很好做，我上小學的時候就會做了。如果記不住放什麼佐料，我就背誦外婆教的順口溜，一下就想起來了——「鍋裡煮上番薯湯，放點蔥花放點薑，大家吃得噴噴香。」

從小到大，這首順口溜我們不知道聽了多少遍，但每次喝這道湯時，母親還是會念叨一遍。以前，母親每次這樣念叨的時候，我們都會搶著說：「知道了知道了，我們都聽過一萬遍了。」然而，現在每次我給家人上這道湯的時候，也會情不自禁地要念一遍。如果不說一遍，好像喝這個湯就缺了一點滋味似的。我想，母親喜歡念叨這幾句話，也是為了這點滋味吧。

這點滋味是什麼呢？對於我來說，是小時候母親給我做番薯湯的記憶。對於母親來說，那就是外婆留給她的記憶了。在寒冷的冬天，餓腸轆轆的時候，眼巴巴地把母親盼回家，喝上一碗母親做的熱呼呼的番薯湯，全身一下就暖了。那種感覺，真的很好。

蔬菜 14

苦瓜

苦瓜雖寒不涼胃，越老越養心

人在冬天容易有胃火，所以要吃一點降胃火的食物；人在夏天胃比較虛寒，所以應該吃暖胃的食物。

有人會問，那為什麼我們夏天要吃苦瓜？苦瓜不也是涼的嗎？這個問題問得好，這是因為苦瓜雖然很寒涼，但是它不涼胃。

苦瓜是去心火的，它不走胃，而是走心。夏天，人們容易心火旺盛，心火太重的話，會使人感覺心煩、口渴、舌尖長瘡或小便發黃。所以，夏天適合吃去心火的食物，比如說苦瓜。

苦瓜與黃瓜不同，黃瓜是涼胃的，而苦瓜的寒涼不走胃，它走的是心。所以，有些人吃黃瓜會拉肚子，而吃苦瓜就沒事。

但為什麼有的人吃苦瓜會胃痛呢？這是因為黃瓜和苦瓜有一個共同點，它們都是鹼性。胃液分泌不足的人，吃多了就會刺激腸胃。實在要吃的話，你可以吃醬燒苦瓜。苦瓜用甜醬燒煮過以後，苦味去掉一大半，鹼性也中和了。

醬燒苦瓜

做法和吃法

1. 苦瓜洗淨，切成段。
2. **先把甜麵醬下油鍋炒一下，放入苦瓜翻炒，加醬油、鹽煮熟。**

苦瓜這樣料理，就不是一味的苦了，而是甜中帶有微微的苦味，吃起來有一種餘味不盡的感覺，特別受小孩子歡迎。

不知道為什麼，我從來沒有在外面的餐館裡看見過這道菜，也許是它太樸素了吧，原料只有苦瓜一樣。一般的餐館用苦瓜做熱菜，不是燉排骨，就是釀肉，再不就是炒鹹蛋，總之都得配點別的菜。

我總覺得，苦瓜跟肉類搭配，味道很難融合，還是清者自清，濁者自濁。苦瓜有個好處，不管跟什麼肉一起燒，都不會把苦味傳給它。反過來也是一樣，苦瓜也不會染上肉的味道。大部分蔬菜跟肉類一起燒都會更鮮，但苦瓜不然。而且，它也不怎麼吃油，跟葷菜一起，油膩膩的，總感覺有些彆扭。

苦瓜的風味別有一格，等閒之物還真配不上它，還是單吃比較清爽。

天工造物苦瓜子，養心補腎效果好

涼拌的苦瓜要嫩的，醬燒苦瓜則要用老苦瓜才好吃。很多人不願意買老的，其實，老苦瓜的保健功效更好。嫩苦瓜是去心火的，一味苦寒。而老苦瓜則不然，老苦瓜沒有那麼寒涼，還有養心的作用。

老苦瓜有一樣好東西，就是紅色的苦瓜子。到了夏末秋初的時候，苦瓜就變老了。把老苦瓜剝開以後，你會發現它裡面的瓤變成了鮮紅色，連籽都是鮮紅的。

小時候，母親切開苦瓜看到裡面有紅色的苦瓜子，會馬上叫我們來吃。我們也很愛吃，因為鮮紅鮮紅的嘛！小孩子看著就覺得特別好吃。

苦瓜子為什麼紅呢？因為它的外層包裹著厚厚的紅色外膜。苦瓜子裡面的仁是不能直接生吃的，我們吃的是外層紅色的部分。這層膜軟軟的，可以直接吃，是甜的，對心臟特別好。

苦瓜子不僅補心，還補腎。

苦瓜是寒涼的，苦瓜子卻是溫性的。苦瓜去心火，苦瓜子補心陽。苦瓜是利尿的，而苦瓜子卻能調理尿頻和小孩遺尿。

苦味的苦瓜，老了以後卻能長出甜子。老話說得好，苦盡甘來，苦瓜就是一個現成的例子呢。

蔬菜 15

苦藠

薤家姐妹花——開胃的藠頭、延年的苦藠

《黃帝內經》有一段很著名的關於飲食保健的文字：「五穀為養，五果為助，五畜為益，五菜為充，氣味合而服之，以補精益氣。」

其中提到了古人常食的五種蔬菜。還說五菜分五味：「五菜：葵甘，韭酸，藿鹹，薤苦，蔥辛。」

「薤苦」，五菜中所說的苦味的薤，詞典上解釋是 頭，其實不盡準確。藠頭與苦藠，是薤菜在上千年的種植過程中所分化出的不同品種。

藠頭經過長期家養馴化，滋味更美，但性狀和作用與古人所描述的薤已經有所區別。古人所吃的薤，當更接近於苦藠。

至今在中國西南地區，還保留著種植苦　的傳統。而在其他地區，它是人們常吃的一種野菜，稱為「小根蒜」，也叫「小蒜」「山蒜」「藠蔥」「野蔥」。

在古代，苦藠是人們普遍食用的蔬菜，因為古人認為吃苦藠能延年益壽，把它比為菜中的靈芝。

藠頭和苦藠的區別在於入藥必須用苦　。

藠頭是蔬菜，而苦藠既是蔬菜，又是藥材。中藥中有兩味藥，一個是薤葉，就是苦藠的葉子；一個是薤白，就是苦藠頭。

苦藠和藠頭的外形和味道，都很容易區別。苦藠和藠頭的葉子都有點像小蔥葉，中間是空心的，與蔥葉不同之處是有稜。

藠頭的葉子比較粗大，而苦藠的葉子比小蔥葉還細。古人用薤葉上的露水易乾來比喻人生的短暫，可能就是因為苦藠的葉子，在五菜中最為纖細。在這麼纖細的葉子上，凝結的露水也只能是小小的水滴，太陽一照就乾了。古人見到這情景，不由得感歎人生苦短，只爭朝夕。

現在吃苦藠和藠頭通常是吃它們的鱗莖，也就是葉子根部的白頭。苦藠比較小，圓圓的，有點像迷你型的洋蔥；藠頭比苦藠大，是長圓形的。

藠頭是辣的，而苦藠的味道有點苦。

藠頭和苦藠同出一門，有些作用是相似的，比如都可以消炎抗菌、行氣活血、開胃、助消化。因此，藠頭與苦藠常常被人混為一談，甚至有資料將薤白誤以為是藠頭。其實這兩者功效有所區別，入藥必須用苦藠，不能以藠頭代替。

藠頭偏重於引氣外散，能散寒、通竅、行氣，排出腸胃濁氣。苦藠偏重於引水下行，能化痰、平喘、祛濕，祛除脾胃濕濁。

藠頭能宣洩肺經和大腸經的邪氣，上能防外感，下能通便祕。苦藠能化解心肺和脾胃的水濕，上能緩解胸悶、心痛，下能減輕寒氣、腹痛，既能通便，又能調理慢性腸炎。

舉例來說，對於呼吸道疾病，藠頭預防風寒感冒，苦藠能調理慢性支氣管炎。對於消化道疾病，藠頭可緩解腹脹，苦藠可減輕胃痛。對於皮膚損傷，藠頭外敷可消炎防感染，苦藠外敷散瘀消水腫。

藠頭辛辣脆嫩，食後使人胃口大開；苦藠滋味較平淡，還有苦味，不如藠頭吸引人，但藥食兼用，調理保健作用更強。

可以這樣說，用藠頭做的菜，是開胃的美食；用苦藠做的菜，則是地道的藥膳。

「咬得菜根，百事可做」——吃藠頭別扔根鬚

記得小時候每天都吃用藠頭或苦藠做的泡菜。這兩樣真是泡菜的好原料，可以久泡而不軟，泡一次能吃很長時間。

藠頭可以做成鹽水泡菜，也可以做成糖醋泡菜。糖醋藠頭特別好吃。如果沒有條件做泡菜，也可以把它做成涼拌菜。鮮藠頭用刀拍破，放點鹽醃一會兒，斷生後就可以直接吃了。想加點調料也行，醬油、醋、糖、辣椒、花椒等都可以加。這道小菜是很開胃的。

藠頭炒回鍋肉是一絕，把整株的藠頭連頭帶嫩葉斜著切成寸段來炒，比普通的蒜苗炒回鍋肉風味更勝一籌。

藠頭上面帶有根鬚，一般做菜都棄之不用。摘下來的根鬚，如果是特別粗胖的那種，以前外婆也會留下來加點鹽醃一下涼拌吃，能通氣消食，不過吃起來有點辣辣的味道。外婆美其名曰「龍鬚菜」，我倒想叫它「菜根香」。古人說：「咬得菜根，百事可做。」大概指的就是這類東西。

苦藠則適合做酸味的鹽水泡菜。它有苦味，需要單獨泡，以前我家泡苦藠有專用的罎子。要是怕吃不完，拿個玻璃的罐頭瓶子泡也行。

腸胃弱的人，我建議每天吃幾顆苦藠泡菜。尤其是容易胃痛、腸炎、消化不良的人，一定要泡一瓶子苦藠，每天堅持吃幾個，腸胃慢慢地就調理好了。

母親還教給我一個調理胃氣痛很有效的食療方，是用苦藠煎雞蛋。

苦藠煎雞蛋

做法和吃法

1. 把一顆雞蛋打散，十幾個新鮮的苦藠切碎，放到蛋液裡調勻，放一點鹽。
2. 起油鍋，將打好的苦藠蛋液下鍋煎，蛋液凝結後再加一點水煮熟。

苦藠能溫中通氣，雞蛋能補中益氣，兩者搭配，可以養胃。對於緩解氣滯或是飲食停滯引起的胃痛很有效果。

苦藘燉豬肚調理胃潰瘍、利於順產食方

苦藘燉湯吃，作用更為溫和。苦藘單吃是苦的，但是燉肉湯卻不苦。母親說，苦藘沾了油就不苦了。這是因為苦藘的苦味有降氣的作用，肉食有補氣的作用，苦藘解除了肉食的油膩，肉食中和了苦藘的藥性。因此，氣虛的人不能多吃泡苦藘，但可以吃燉苦藘。

苦藘燉鴨或燉動物內臟都不錯。其中，苦藘燉豬肚是特別好的藥膳。母親說，孕婦在懷孕的最後兩個月內，吃苦藘燉豬肚，有利於順產。

·苦藘燉豬肚·

做法和吃法

1. 準備一只豬肚，約一百克新鮮苦藘。
2. 把苦藘放在豬肚裡，用線縫合。
3. 冷水下鍋，大火燒開後轉小火燉熟。然後連湯帶苦藘和豬肚一起吃。

注意，這道燉湯裡不要放薑，因為薑會影響這藥膳的作用。

吃的時候可以稍放一點鹽調味。鹽不能在燉湯的時候放，否則豬肚會變硬。

苦藠燉豬肚有養胃的功效，脾胃虛弱的人也可以吃。它跟苦藠煎雞蛋效果不同，它的功效比較溫和，主要是養胃，促進潰瘍癒合。苦藠煎雞蛋調理作用更強一些，主要是理氣止痛。

新鮮的苦藠葉也可以吃，有理氣的功效

將苦藠葉切成段炒來吃，有一種特殊的香氣，與蔥和蒜苗都不一樣。

苦藠葉炒新鮮蠶豆是最佳的搭配，有健脾利濕的功效。蠶豆吃多了容易滯氣，配上苦藠葉一起吃，就可以消氣了。

苦藠是菜中靈芝，常吃可延緩衰老

苦藠是養心的，能溫通心陽，疏通血脈，降血脂，防止動脈硬化，是調理心臟病的食療上品。凡是心臟功能不好的人，平時感覺胸悶、心區痛的人常吃苦藠，會很有幫助，可以預防冠心病、心絞痛，甚至心肌梗塞。

苦藠能健胃，治胃炎、胃痛，尤其是對於腸胃有寒濕停滯不化，導致胃滿、腹脹等有特效。

苦藠不僅養心健胃，對五臟六腑都有好處。古人很早就發現吃苦藠能延年益壽，所以把它比喻為菜中靈芝，認為苦藠能使人輕身耐饑，百病不生，宛如神仙一般。

歷代講究養生的文人，從杜甫、白居易、蘇東坡到陸遊都愛吃它，並留下讚美的詩文。蘇東坡的弟子張耒，很懂養生之道，是著名的《粥記》的作者，也十分推崇苦藠的保健功效，甚至親自在家裡種了上百株薤菜。

他寫的一首詩特別能代表古人對薤的認識：

薤實菜中芝，仙聖之所嗜。
輕身強骨幹，卻老衛正氣。

薤能「輕身」，是因為苦藠有降血脂、減肥的功能，血脂降下來，濕濁排出去了，人自然就「無濁一身輕」了。

「強骨幹」，是因為苦藠能預防骨質疏鬆。

「衛正氣」，是因為它能消炎抗菌，增強人的免疫力。

「卻老」，就是延緩衰老，也不是誇張。苦藠有抗氧化的作用，能排毒、淨化血液。最關鍵的是它能養心。

心臟是五臟六腑中最重要的器官。《內經》早就說過，心為君主之官，主明則下安，以此養生則壽。主不明則十二官危，以此養生則殃。心有問題，不能正常地給全身供血，五臟六腑都好不了。心健康，身體才能健康。只要保持一顆年輕的心，人又怎麼會老呢？

附：綠色蔬菜的健康吃法——「飛油水」

我母親對於吃飯的營養特別講究，有時會把自己搞得比較辛苦。比如說做綠色蔬菜吧，為了儘量保存維生素，必須大火快炒，炒好以後必須馬上吃；還要少放油和鹽，這樣才健康。

幫忙家務的保姆做不到這麼完美，母親就親自動手，在廚房裡備好料等著，當家裡人一踏進家門，就馬上開火炒菜。確保大家一回家就吃上飯，而且還是新鮮出鍋的。

夏天廚房本來就熱，再開上大火爆炒，母親往往熱得滿頭大汗。勸了她好多次，不要這樣，讓保姆提前把菜做好，就算炒得不得法或者是放時間長了損失點營養也無所謂，這樣自己就不用辛苦了。但她寧可自己累著。

多年前有一天，我突然靈光一現，想起了廣東人燙蔬菜用的「飛油水」的方法。如果把蔬菜從炒改為汆燙，這樣做菜的人不用受熱吸油煙，吃菜的人又可以少吃點油鹽，那不是很好嗎？

「飛油水」是這樣做的：燒一鍋水，放一丁點的油和鹽，水開後把綠色蔬菜放下去燙熟，馬上撈起來迅速過一下涼水就可以了。

這樣燙出來的蔬菜是綠綠的，顏色好看。燙過的水還可以拿來做湯，營養成分一點都不浪費。

我家人平時吃得清淡，把燙好的菜直接裝盤就吃了。如果口味比較重的人，可以淋點蠔油或者放點佐料拌一拌。

這方法簡單，做起來又快又方便，入口又清淡，尤其是夏天，吃起來很舒服。它跟涼拌菜不一樣的就是，燙好的菜沖過一遍涼水還是溫的。有的人胃寒，吃冷的東西會胃痛不舒服，就可以吃這樣的菜。

水裡一定要放油和鹽，這樣才能保存更多的營養素，用植物油或動物油都可以。母親更喜歡用動物油，它比植物油乳化效果好，容易分散，保存的營養素多，煮出來的菜顏色更加碧綠。

燙的時候不要蓋鍋蓋，這樣菜就不會黃。菜燙好後過一下涼水，能保存更多的維生素。

自從用上了這個方法，我們家吃綠色蔬菜幾乎都不炒了，全部「飛油水」，好吃又方便。

吃法
決定活法

第三章 水果

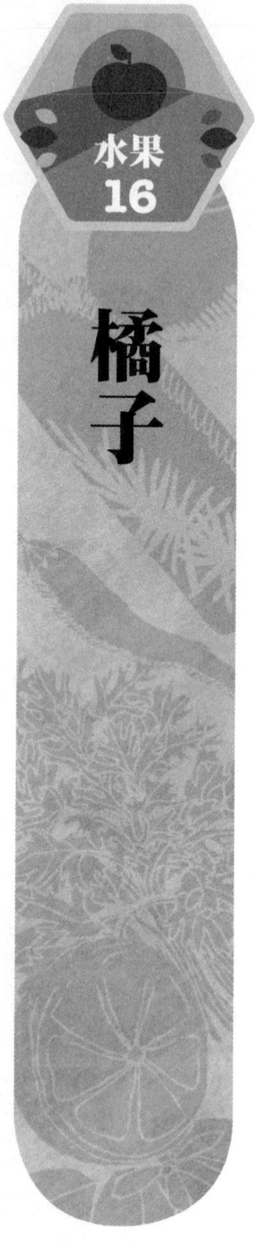

吃橘子的智慧

江南有丹橘，經冬猶綠林。豈伊地氣暖，自有歲寒心。
可以薦嘉客，奈何阻重深。運命唯所遇，迴圈不可尋。
徒言樹桃李，此木豈無陰？

《唐詩三百首》以張九齡的四首《感遇》開篇，這首寫橘的詩就是其中之一。張九齡身為一代名相，才識超群卻遭到貶謫，其際遇正如詩中所吟詠的橘樹。

為什麼提起這首詩來呢？因為我在懷念愈來愈少見的川紅橘。

歷史往往會重複，一千多年前丹橘所受到的冷落，如今又重演了。人們都以為吃紅橘會上火。所以，市場上行銷的多半是蜜橘，而真正有藥用價值的紅橘卻備受冷落，以至於紅橘中的上佳品種川紅橘種植量年年減少。如果有一天川紅橘絕跡了，那將是中藥業莫大的損失。

要說藥食同源的水果，紅橘是當仁不讓的第一名。每年紅橘一上市，廚房的灶頭上就多了好幾味良藥。為什麼說是好幾味呢？懂一點醫理的朋友都知道，橘子各處皆可入藥，而且都是好藥。

單是一個橘子皮，就可以變身為五味藥：陳皮、青皮、鮮橘皮、橘白和橘紅。

橘皮和橘肉之間的橘絡，是中藥。

橘子的籽，也是一味藥，叫橘核。

橘葉也是常用的中藥。

而整個的橘子，連皮帶肉做成蜜餞，也可以當藥吃。

再說大家最熟悉的橘肉，它可以潤燥生津，開胃理氣。秋冬季節吃它是再合適不過了。

一頓美餐過後，小孩吃個橘子可以消食，大人吃個橘子可以解酒。

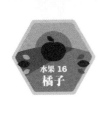

吃橘子不上火的秘訣——吃橘絡

橘子這麼好，可是卻有許多人怕吃了上火，不敢多吃。其實，這是不懂吃橘子的方法。告訴大家一個簡單的訣竅，以後吃橘子就不用怕上火了。

剝開橘子，在橘子皮和肉之間，有一些白色的筋絡，這就是橘絡。每次吃橘子的時候，把這些橘絡一起吃下去，就不會上火了。這個方法為什麼管用，首先要從吃橘子上火的原理說起。為什麼有的人吃橘子會上火？有的人吃再多也沒事？

有人以為橘子性溫熱，所以吃了會上火，其實不然。橘子皮的確是溫性的，然而橘肉卻是偏於涼性的。那麼，為什麼偏涼性的橘肉反而會引起人上火呢？

因為植物的皮和肉是一對陰陽關係。橘皮能燥濕化痰，而橘肉的作用則相反，橘肉是潤肺生津，多吃可能會助濕生痰；橘皮能順氣，而橘肉則會造成滯氣。

所以橘子吃多了，胃裡就會有濕滯，濕滯鬱積就使得胃功能失調，造成胃熱，也就是胃火，上攻到頭面，就會產生牙痛、嗓子痛等上火症狀。

而橘絡正好是順氣的，可以破除胃氣的積滯，使它正常地往下走；橘絡味苦，苦味的東西，可以解胃熱。所以吃橘子的同時，順便吃些橘絡就可以預防吃橘子上火了。

久病必入絡，橘絡幫你通

橘絡跟橘皮一樣，也是一味中藥，也能順氣、化痰。此外，它還有一樣獨特的作用，那就是通經絡。

橘絡長在橘子的第一層果皮與第三層果皮之間，是輸送營養和水分的管道，所以它有疏通的作用。橘絡的名字中有一個「絡」字，真是名副其實，它主要疏通的是絡脈。

經絡是人體氣血運行的通道，其中大的叫作經脈，小的叫作絡脈，是經脈的分支。經脈是一條條的線，而絡脈是密密麻麻的網路，把氣血輸送到全身的每一處。

中醫講，久病入絡。一個人要是得了長期遷延不癒的慢性病，在絡脈裡一定會慢慢形成瘀阻。所以，對於患病時間比較長的人，有經驗的醫生就會考慮加一些通經活絡的藥來進行輔助調理。橘絡就是其中的一種，它對於痰濕瘀阻絡脈最有效。

中醫所說的痰濕，其實就是人體內排不出去的液體類垃圾。像脂肪肝、高血脂、高血壓、血管硬化、冠心病、乳腺增生、腫瘤、慢性支氣管炎、百日咳、肺結核、體虛肥胖等都是痰濕瘀阻造成的病症。

不通則痛，瘀阻嚴重的情況下還會引起疼痛，比如長期咳嗽造成的胸悶胸痛，而橘絡透過疏通經絡還能有止痛的作用。

我們甚至可以這樣說，凡是患有現代文明病或是長期處於亞健康狀態的人，沒事吃點橘絡都會有好處。它會幫助你疏通身體內各處細微的管道。只要是哪裡的管道長期不通，無論是血管、支氣管甚至乳腺管，你都可以多吃點橘絡來保健。

橘絡藥效平和，用法沒有太多禁忌

我們可以拿乾橘絡泡水當茶喝，也可以在煮粥的時候放一些，怎麼方便怎麼用。只要記住一點：下次吃橘子的時候，不要再忽略了裡面的橘絡。

雖然一只橘子只有一點點橘絡，但哪怕吃一點也比沒吃強，吃一次總會有一次的效果。勿以善小而不為，勿以惡小而為之。這是劉備臨死前寫給劉禪的遺詔。我借用來發揮一下：勿以藥小而不用，勿以毒小而近之。

小小的橘絡，看似不起眼，沒準能解決你的大問題。病是一點一點得的，健康也是一點一點累積的。不怕步伐邁得小，就怕方向錯誤。只要方向正確，總有一天會走到的。

橘子之美，大半在皮

一年好景君須記，最是橙黃橘綠時。到了秋天，就是吃橘子的好季節。最近全家人吃了不少橘子，剩下來的橘皮，裝了滿滿一籃子在窗臺上晾曬。順手放幾片到暖氣上烘烤，橘皮所含有的芳香油揮發出來，既淨化空氣又提神醒腦。聞著這樣的香氣，人的精神為之一振，心情也變得愉快起來。

想起父親講過的一件趣聞：從前有些賣橘子的小販很聰明，一車橘子賣到最後，剩下一大堆個頭較小的賣不出好價錢，就拿到學校門口去，叫小學生們來品嘗，不要錢，吃多少都可以。唯一的要求是，吃了橘子，把橘皮和橘核留下，分作兩堆。最後，小販把橘皮和橘核曬乾了拿去賣給藥店，所得的錢比單賣橘子還多呢。

的確，在中醫看來，橘子這種水果，最大的價值不在於它酸甜好吃的果肉，而在它的果皮。橘子之美，大半在皮。聽說在著名的廣陳皮產地新會，帶皮的橘子兩塊錢一斤，而去皮的橘子只要幾毛錢就能買到了。

因此，咱們吃橘子的時候，要是把橘皮隨手扔掉，那真是太可惜了。

建議大家一定要把橘皮留下，有了它，一些秋冬常見的小病就不用麻煩醫生了。

水果 16

橘子

我們都知道，橘皮做成陳皮以後，是一味常見的中藥，許多藥方裡都會用到它。其實，新鮮的橘皮也有調理身體的作用，而且其作用與陳皮有所不同。

新鮮的橘皮，性味辛苦，氣味芳香。辛味可以入肺解表，苦味可以泄下，而芳香可以理氣。因此，鮮橘皮既可以用於調理風寒感冒，又可以消食，它對脾濕或是積食導致的腹脹和便祕效果十分好。

吃鮮橘皮酒釀水，專治風寒感冒

說起用鮮橘皮調理身體，我母親的體會最深。一九五七年我的外公被錯劃為右派後，家裡斷了經濟來源，沒有錢買藥。那時候，全家無論誰在秋冬季節得了感冒，就到路邊的小店花五分錢買一碗酒釀水，再找一點橘皮切成小丁，和著酒釀水把橘皮丁喝下去，身體就感覺舒服多了。

這個方法適合感冒初起時用，也就是剛剛開始出現症狀的時候，適用於風寒感冒。橘子的產季正值秋冬，此時的感冒多半都與外感風寒有關。因此，這個季節只要一感覺到有點感冒，不要猶豫，馬上用溫熱的酒釀水送服橘皮丁，基本上就可以把感冒控制住了。

上面這個小偏方中，用酒釀送服橘皮的原因是取其活血通經絡的作用，利於藥性散發，同時酒釀本身也能補肺之虛寒，與橘皮相得益彰。

這兩樣東西都是尋常食物，所以不用擔心用量和比例失當的問題。

・鮮・橘・皮・酒・釀・水

做法和吃法

1. 大致來說，橘皮一次的服用量為半只到一只中等大小的橘子的皮，而酒釀水可以用兩勺酒釀加大半碗水煮開即成，要趁熱喝。
2. 橘皮不用煮，而是切碎以後，跟平時呑服藥丸一樣，直接放嘴裡，再喝點酒釀水把它咽下去就好了。
3. 不用咀嚼，橘皮吃起來會有些苦。呑下橘皮以後，你的口氣都是香的，會感到很舒服。

與其它透過發汗解表的感冒藥不同，這個方法能解表卻不發汗，一天之中，可以隨時隨地飲用，不用刻意關在家裡「逼汗」，也沒有發汗過度而傷氣之憂，是比較平和的方法，對於不宜用發汗法的小孩和產婦尤其實用。大家不妨一試。

秋冬兩季受涼了，如果手邊有橘子，馬上剝點橘子皮來吃，也有散寒的作用。

春節前的一天，我在北方某電視臺的美食廚房，做了一整天的飯，電視臺拍攝出來準備製作成系列飲食節目。那裡沒有暖氣，為了通風還開著窗戶，冷風颼颼地灌進來，工作人員都穿上了厚外套。為了節目需要，我只能穿一件單衣，確實冷。一天工作結束，我又立刻趕到節目組特意安排的劇場觀看演出。那裡室溫也不高。我把外套都穿上了，坐了半天，還是沒暖和過來。陪同的導演也說覺得冷。我就想，我們得採取點辦法，不能影響第二天的錄製工作。

我們座位是有桌子的，服務生上了幾盤茶點。我一看有幾個小橘子，心想真是太好了。拿起一個橘子，可是沒地方洗。看看有熱茶，我就把橘子泡在熱茶杯子裡了。泡了十分鐘，估計泡得比較乾淨後，我把橘子撈出來，剝下橘子皮，把皮吃掉了，感覺不錯。橘子皮被熱茶泡過就沒那麼苦了，還有點甜味。我建議導演也吃點，她說：「我應該沒事的，我白天工作時穿著外套呢！」

第二天，我一切如常。見到導演，她說：「我回家就感冒了，有點發燒，如果當時吃點橘子皮可能就沒事了。」

家有鮮橘皮，溫胃、止咳、散寒

橘肉人人愛吃，但橘皮往往為人所棄，辜負了它的寶貴價值，所以我要不遺餘力地多宣傳它一下。

我母親在吃橘子的時候，習慣先整粒清洗一遍再剝皮。這樣剝下來的皮是乾淨的，可以直接使用，剩下的就晾乾做陳皮，比買來的陳皮更好，使用起來也方便。

現在有些橘子是經過打蠟保鮮的，這樣的橘皮最好不用。當然，現在連直接食用的蔬菜都濫用農藥，水果也難免表皮會有些農藥殘留。為了保險起見，可以在剝橘子前，先用細鹽把橘皮搓一遍，去除殘留的農藥，再用水清洗。做炒菜用的橘皮，還可以用淘米水泡上幾天。

鮮橘皮有溫胃、止咳、散寒的作用，能防治便祕和風寒感冒。做成橘皮糖（見《吃法決定活法》第二八頁），在秋冬季節的飯後吃一點，可以消食解膩。至於不愛吃糖或是不敢多吃糖的人，如果想要食用鮮橘皮保健，怎麼辦呢？也有方法的。橘皮可以做成各種菜肴，在這裡介紹兩個方法簡單，也是我家常做的橘皮料理。

醬拌橘皮

做法和吃法

1. 把新鮮的橘皮切碎，加少許豆瓣醬拌勻，就是一道開胃的小菜。
2. 做一次，可以吃兩到三天，不放冰箱也不會壞。

醬拌橘皮能消食解油膩，還有緩解腹脹便祕的作用。我母親屬於胃寒的人，最喜吃這道小菜。她做的時候，還會用少許油放鍋裡燒熱，然後把熱油直接淋在拌好豆瓣醬的橘皮上，這樣味道更香也更暖胃，還能預防風寒感冒。

記得我有天早上吹了點冷風，為了散寒，母親特意給我做了這道醬拌橘皮。結果全家人都沾了光，一個個吃得胃口大開，每個人都比平時多吃了一碗米飯呢。

肉絲炒橘皮

做法和吃法①

1. 將新鮮的或是晾乾的橘皮用清水或是淘米水泡兩天，每天換一次水。
2. 要烹調的時候，撈出橘皮，略微擠乾水分，切成絲，就可以用作炒菜的配菜了。可以加

時鮮蔬菜如白菜等同炒，也可以配鮮肉同炒。

為什麼炒橘皮之前要先用水泡呢？因為橘皮有苦味，做涼拌小菜少量地吃沒有關係，做炒菜大量地吃則口感不好，也過於辛辣刺激，所以要用水泡幾天，去除苦味。最好是用淘米水來泡橘皮，這樣更可以去除表皮上殘留的農藥。

母親說炒橘皮菜要有油氣才好吃，炒肉吃是最香的，而且解油膩。

我家做橘皮菜手藝最好的是小姨。她做的肉絲炒橘皮，顏色金黃，香味濃郁，好吃又好看。用之待客，十分別致。

這道菜的做法跟普通的炒肉絲方法一樣，很家常。具體的配料比例和調料可以根據個人的口味進行調整。

做法和吃法②

1. 將泡好的橘皮切絲，鮮肉切絲，蒜薹切成寸段。
2. 炒鍋燒熱後放油，油熱後先下肉絲，翻炒幾下，烹入料酒，撒少許鹽。放入蒜薹，再入橘皮絲，炒幾下即可出鍋。

祛斑、化腫塊、調理乳腺的橘葉

記得小的時候見過橘林，印象很深刻。橘樹不高，有點像灌木，葉片綠油油的，好像打過蠟一樣；橘花是白色的，綠白相間，看起來十分淡雅，而香味卻很濃烈。一般植物開白花的都香，橘樹不僅花香，連葉子也是香的，真是難得。

母親年輕的時候還出城去自己動手採橘葉做藥。現在找不到橘林了，但她也有辦法。從市場買回來的新鮮紅橘上有時候會帶有兩三片葉子，母親把這些葉子收集起來晾乾，經過一個秋天，居然也攢了一大袋子了，看著頗有成就感。

母親收集的橘葉都曬得很乾了，一碰就碎，可顏色還是那麼青綠。難怪古人說「江南有丹橘，經冬猶綠林」。可見橘葉具有常青的特質，不管是歷經霜凍還是日曬，都不改其顏色。以之入藥，一定也能促進人體的生命之氣。

五行中，青色為肝的正色。因此，橘葉專入肝經。但這並不意味著它只調理肝臟本身的病。相反的，橘葉主要的功效，不是補肝臟本身，而是疏解肝氣，化痰散結，緩和對胃經和肺經的壓力。也就是說，橘葉主要調理由於肝氣鬱結造成的跟肝經、胃經和肺經有關的病，比如慢性胃炎、胃潰瘍、肺膿腫和肺熱咳嗽。

大凡植物的葉，都具有散的功能。橘葉氣味芬芳，氣主散，所以它散的功能是雙倍的，比一般的植物葉子強得多。橘葉不僅能夠理氣，還能化痰，還能散結，也就是化腫塊，是調理乳腺炎、乳腺增生甚至乳腺癌的常用食材，此外，對美白祛班亦有效果。但要留意的是，橘葉散氣，所以達到祛斑效果就可以停用了。

用橘葉燉肺吃，還可以清肺熱，調理肺熱咳嗽，對吐黃綠色膿痰的症狀有特效。（關於橘葉燉肺的做法，詳見《吃法決定活法》第一二八頁〈治綠痰的食方：橘葉燉肺〉）。

陳皮，「藥中賢妻」統治百病

時間能改變一切，多少人和事都禁不起它的消磨，但有些東西卻能在時間的打磨中累積更多的價值。比如說，古董；比如說，良醫；比如說，陳皮。

把吃紅橘剩下的橘皮，晾乾保存一年以上，就變成了重要的中藥陳皮。

如果把中藥比作人，那麼鮮橘皮有點像野蠻女友，特立獨行；而陳皮則像賢良的主婦，是夫唱婦隨的典範，它跟什麼性質的藥物搭配在一起，就能相應地產生什麼樣的功效。

陳皮以「陳」為佳，古人認為它放的時間愈長，藥效愈好，所以有「百年陳皮，千年人參」之說。大多數的藥物放置時間過長就會過期，陳皮卻是愈保存愈值錢。為什麼呢？因為橘皮在晾乾放置過程中，所含有的刺激性的精油會逐漸揮發，同時透過緩慢的發酵作用產生更多的藥用成分，所以陳皮與鮮橘皮相比，藥用價值更重要，用途也更廣泛。

橘皮無論新陳都可以消食、化痰、止咳、理氣、溫胃。而鮮橘皮偏重於解表和泄下，陳皮偏重於健脾和化濕。它們之間最大的區別是：新鮮的橘皮氣味強烈，刺激性更強，入藥有局限性；陳皮則更加平和，可以與各種中藥配伍，適用的體質和病症範圍要廣得多。

陳皮與補藥配伍，能發揮補的作用；與瀉藥配伍，能發揮泄的作用；與升散的藥物配伍，能發揮升的作用；而與降逆的藥物配伍，能發揮降的作用。

因為陳皮有這個特性，所以在中藥治療中應用得非常廣泛。在很多藥方中，作為「臣藥」來輔助「君藥」，功效明顯，又不會喧賓奪主。古人說它能統治百病，這種說法一點也不誇張。

陳皮有三大基本功能：理氣、燥濕、和中。

理氣是使臟腑之氣暢通，並且流向該去的地方；燥濕是祛除體內的濕邪；而和中是調和中焦，也就是調和脾胃的功能。凡是跟「氣」和「濕」有關的病，如氣滯、氣逆、痰濕、寒濕以及脾胃不和等，都可以用它。

陳皮的功效能通達五臟六腑，上可調理心肺系統的病，如上呼吸道感染、痰多咳喘、胸悶；中可調理脾胃系統的病，如胃痛、消化不良、嘔吐、海鮮中毒；下可調理肝腎系統的病，如乳腺增生、乳癌、脂肪肝、水腫、小便不利、便祕、醉酒等。

一般生活中常見的小病，只要是跟呼吸道或是消化道有關的，如風寒感冒、咳嗽痰多、消化不良等，除了熱病之外，吃一些陳皮都會有所改善。

有的人早上起來嗓子裡總有痰，吐不乾淨，去醫院查又查不出有什麼炎症。遇到這種人我就會建議他們，每天拿一塊陳皮泡水當茶喝。一般的人喝上兩星期，嗓子就清淨了。

我家上一輩傳下來兩個調理感冒的秘方，一個專調高燒不退，一個調理重感冒（見《吃法決定活法》第三章），當中都用到了陳皮。陳皮能夠幫助發散風寒，對於發燒感冒的人是必不可少的一味藥。

陳皮做調料，味美又養人

陳皮作為藥中賢妻，不僅出得廳堂，還下得廚房呢。在藥房它是一味重要的中藥，在家裡它是做菜常用的調料，而且用途也很廣泛，煮粥、煲湯、炒菜都可以用到它。尤其是做魚或肉菜的時候，最好放點陳皮，做出來的菜不僅好吃，而且還有很好的保健食療作用。

一般我們做葷菜的時候，都會放點薑去腥味。其實，用陳皮也有同樣的作用。不宜吃生薑的時候，可以用陳皮代替生薑做調料。很多食療的湯方為了避免過於辛熱，都不放蔥、薑等調料，而往往選擇放陳皮。

陳皮作為調料的作用主要有這麼幾點：

一、去除腥膻味。陳皮的芳香可以去除魚肉的異味。

二、解魚蝦毒。魚蝦類食品所含的細菌較多，陳皮有一定的殺菌作用，同時能平衡魚蝦的寒性。

三、增加鮮味。陳皮的苦、辛味與其他食物的味道混合後，有一種特別的香味。

四、分解脂肪。解除油膩，使肉更容易燉爛，同時也有助於消化。

陳皮做調味料，用法很簡單。做菜的時候，取半個至一個陳皮，掰成幾塊放到鍋裡就行了。放的時機，跟下大料、老薑等調料一樣。

我母親在冬天做燉肉的時候，必放陳皮。她用陳皮有一個訣竅，就是事先把陳皮切成碎末，用一個調料瓶裝好，跟鹽、糖、醬油等調料瓶一起，放在灶臺邊。做菜的時候，順手拿起來往鍋裡撒一點，真是太方便了。

從保健的方面說，平時吃點陳皮可以幫助降血壓、降血脂，預防癌症、心肌梗塞和腦溢血（腦中風）。

為什麼陳皮有這樣的保健作用呢？還是離不開它的基本功能：理氣、化痰。中醫講的氣，是人體生命活動的動力，人體的新陳代謝全靠它。如果氣滯了，新陳代謝不暢通，廢物排不出去，停留在體內，就會生濕生痰。

所謂的「濕」和「痰」，就是沒有代謝掉的濁水和濁物。這種痰濕輕者是有形的，是可以咳出來的痰；重者是無形的，停留在肝臟，就是脂肪肝，停留在血液，就是高血脂，甚至化為腫瘤。

中醫講百病從氣生，又說怪病多由痰作祟，就是這個道理。而陳皮的功效正好針對「氣」和「痰」。它可以消除氣滯，使氣的運行暢通。

氣行則水行，氣行則血行，把一潭死水變成了活水，垃圾廢物也就自然被沖刷掉了。

陳皮性溫，它溫和的熱力更加強了化解濁水的作用。

基本上，人的身體如果到了亞健康狀態，多數都跟痰濕脫不了關係。

要想保健又怕操作麻煩的人，不妨試試在飲食中時常加點陳皮。舉手之勞，就能收到意想不到的效果。陳皮用於食療，不用刻意去單獨食用它。最好的方法是把它當作調料，做菜的時候按需要放一些就行了。比如用陳皮煮粥，就很適合冬天食用。還有陳皮牛肉，是我母親喜歡的一道四川名菜，秋冬季節吃也很合適。下面分別介紹。

陳皮煮粥

做法和吃法

陳皮粥的做法再簡單不過了，煮粥的時候，放入半個至一個陳皮一起煮就可以。

陳皮煮粥的滋補效果相當於陳皮人參湯。

陳皮是順氣的。本來氣虛的人應慎用順氣藥物。但陳皮配上補益中氣的白米之後，卻相當於一味平和的陳皮人參湯，氣虛的人喝了，能補氣。

而且白米本身也有一定的補脾、和胃、清肺的作用，放入陳皮之後，效果加倍。脾虛的人喝，能健脾；胃寒的人喝，能和胃；咳喘的人喝，能化痰。

冬天的早上喝點陳皮粥，清香暖胃又能預防感冒咳嗽。小孩經常喝它，不容易積食。運動之前喝陳皮粥，有一定的抗疲勞的作用，對於防止運動後渾身酸痛有好處。陳皮粥還有助於運動損傷的恢復，如果扭傷或是挫傷之後一段時間都不好，除了外敷藥物，可以每天喝陳皮粥來作為輔助治療，幫助行氣散瘀。

陳皮牛肉

陳皮牛肉，特別適合糖尿病等瘦弱乏力的人。

牛肉補氣，功同黃芪。它補氣的作用很強，甚至可以用來輔助調理中氣下陷。一般常吃的牛肉是黃牛肉，它是溫補的，能養氣血，對於虛寒的人很有好處，有健脾益腎之功效。

牛肉配上陳皮，補而不滯，效果更好，特別適合糖尿病、膽結石、腰腿酸軟或是瘦弱乏力的人，正常人吃同樣也有很好的保健作用。

陳皮牛肉名氣很大，是國宴菜，所以做法也有各種變種，可以很精緻，也可以很家常。說一下我母親用的方法吧，相對來說比較簡單，適合自己在家做。

做法和吃法

準備材料：牛肉、陳皮、豆瓣醬、酒釀。

一般半斤牛肉，用一至二個陳皮（一、二個橘子的陳皮）就夠了。沒有酒釀，可以用料酒代替。如果用料酒，做菜的時候還要再加少許白糖和水，用酒釀就不用加了。

作法：

這道菜根據各人口味可以做成微辣的、中辣的和特辣的。先說微辣的怎麼做：

1. 把陳皮和牛肉都切成絲。
2. 鍋內放油，開大火，將牛肉絲下鍋爆炒到斷生，放一勺豆瓣醬、陳皮絲翻炒兩下。
3. 加酒釀（或是料酒、白糖、水）、醬油煮一會兒，至湯汁將乾時起鍋。

喜歡蔬菜的人，可以加一點時鮮蔬菜，最好的是胡蘿蔔。將胡蘿蔔切滾刀塊，在上述加酒釀和醬油的步驟後入鍋，用中火，跟牛肉一起煮。

當胡蘿蔔煮到看不見稜角了，那就是煮軟了，這時用大火收乾湯汁就可以起鍋了。

中辣的做法與微辣的做法基本一樣，只是不放醬油，而是放兩到三勺豆瓣醬。

如果要做成特辣的，除了多放豆瓣醬，在爆炒牛肉之前先放幾個乾辣椒就行了。

陳皮牛肉一上桌，還沒吃，辛辣鮮香的味道就已經很誘人了，特別開胃。

陳皮用於食療，有兩點要注意

一、陳皮食療適合的人群很廣，但有兩種人要慎用陳皮。

1. 有內熱或是氣虛的人，具體地說，有乾咳無痰、吐血症狀的人不要食用。

2. 平時特別愛出汗的人要少用。

二、陳皮單獨用效果會打折扣。有的人喜歡用陳皮泡水來當茶喝，如果是為了調理某一種病，這種方法是可以的，如果是日常保健，還是建議加在飯菜中作為調料為好。

這樣做有兩個好處：一是如果所用的陳皮不夠陳，含有的揮發油成分比較多，空腹服用對腸胃多少有一點刺激性，但做成飯菜後就不用擔心這個問題了；第二點，也是更重要的一點，就是陳皮不是獨行俠，它是賢妻，善於輔助其他的藥物發揮功效。把陳皮作為調料放在菜裡，可以使它的這個特點得到充分利用。比如說，用陳皮配白米煮粥，效果與單喝陳皮水大不相同。用陳皮燉肉，食療的作用又不一樣。這就是一加一大於二的作用。

自己做陳皮，福佑全家人——陳皮的家庭自製法

吃過紅橘以後，把橘皮放在陰涼處晾乾，然後收起來保存，第二年就可以用了。存放兩三年的陳皮，藥效更好。

在氣候比較潮濕的地區，陳皮容易長蟲發黴，可以每半年拿出來曬一曬。

現在的紅橘噴農藥的比較多，所以最好在紅橘剝皮前，先用淘米水泡上半天到一天，再沖洗一遍，可以去除農藥。

注意，如果是沒成熟的紅橘，皮還是青色的那種，晾曬出來的陳皮叫作青皮，跟普通的陳皮作用是很不一樣的，不要弄混了。青皮是走肝經的，破氣的作用非常強，主要用來調理肝氣鬱滯，不適合一般人日常保健。

我母親收藏了半櫃子的陳皮，每一袋上都寫著日期，用的時候一目了然，很方便。家裡用的陳皮一直都是母親自己做的，從來沒去藥店買過。

有一次，母親在外地，急用陳皮，到藥店一看，發現他們賣的陳皮根本不陳，很新鮮，一看就是沒超過一年的，而且其中有些還是柑皮。

看似只有些許的差別，藥效卻會大打折扣的。還是自己做的陳皮放心得多。大家以後吃紅橘的時候，可不要再把這老天爺賜的寶貝橘皮給隨意丟棄了。

解惑陳皮養生

1

問：陳老師，您好，我把丁香和吳茱萸放在一起做成小枕頭給小孩子睡可以嗎？

允斌答：吳茱萸比較熱性不適合做枕頭，而丁香的味道比較濃烈。用陳皮做枕頭更合適。

2

問：看到老師製作陳皮的方法是把整個橘子拿來洗，可不可以把橘皮剝下來再洗？

允斌答：那樣容易污染橘子皮內層。

3

問：陳老師，嬰兒可以喝陳皮水預防積食嗎？

允斌答：單用陳皮效果有限，孩子太小，還是要以精心管理飲食為主。

4

問：陳老師，椪柑皮能和橘子皮同用嗎？是一樣的功效嗎？

允斌答：不一樣的，椪柑皮不如紅橘皮。

5

問：請教陳老師，產後奶水不足，舌頭齒痕重，心情不是很愉快，喝什麼茶健脾解鬱？

允斌答：陳皮青皮茶。

6

問：陳老師，您說陳皮性質平和，適宜各種體質的人，我堅持喝了陳皮蜂蜜水，感覺不錯。但是請問陳皮泡水多少合適？有次不慎一杯水裡放了兩個陳皮，特別苦，感覺胃也不太適應。

允斌答：一次用半個就可以了。但你一次用兩個感覺胃不適應，有可能是用的陳皮不夠陳。特別苦，有可能是陳皮的品種問題。如果是川陳皮，一次用兩個不會有太重的苦味，也不會對胃有刺激。

7

問：昨天買了一大袋橘子，外皮淺黃色且發光。周圍的人都說那橘子是放黃的，外皮還打蠟了。在處理橘皮的過程中我猶豫了，據說鹽固濁，鹼麵水中和農藥。我是否應先用鹼水浸泡後拿細鹽搓洗，最後去晾曬？

允斌答：晾曬陳皮前，要把橘子先洗乾淨：先用麵粉水浸泡十幾分鐘，沖洗乾淨。打蠟的橘子不要用。

8

問：陳老師，能用藥店買來炮製過黑黑的那種陳皮嗎？或者把新鮮橘子皮晾乾不久做成的陳皮行嗎？

允斌答：藥店黑色的陳皮是老陳皮，很好的。自己晾曬的橘皮要等到隔年才可稱為陳皮。

9

問：陳老師，我買的陳皮，煮粥時放了一個，特別苦，平時泡水喝也比別的陳皮苦些，會不會壞了？

允斌答：壞的會有黴味。苦味重有多種原因，可能是年份不夠，可能是品種問題。

10

問：陳老師，我留的陳皮老是生蟲子，怎麼辦？

允斌答：可以蒸過再曬。不過，生蟲不影響藥效。

11

問：陳皮只能保存兩三年嗎？還是可以一直存放十幾年甚至幾十年呢？

允斌答：保存得當可以存放幾十年。

12

問：晾曬橘子皮過程中遇到陰雨天可以用烘乾機烘乾嗎？

允斌答：不得已才烘乾，會損失部分藥效。

13

問：一個陳皮，到底是指多少量呢？一個橘子那麼大的量嗎？

允斌答：一個陳皮是指一個橘子的皮。

14

問：陳老師，我有點脾胃虛，稍微吃多點就會肚子脹，就會噯氣。聽說吃蘿蔔可以順氣，可是為什麼吃了蘿蔔肚子裡會產生很多氣體往上逆？

允斌答：蘿蔔不適合脾胃虛的人。可以喝陳皮茶來理氣。

15

問：孕婦可以喝陳皮水嗎？

允斌答：可以。

水果 17

紅棗

吃紅棗一定要帶皮

紅棗是大棗的俗稱，紅棗和大棗都指的是曬乾的棗。

最近有位關心養生的朋友突然問我：「紅棗皮能不能吃？」我問她：「誰告訴你不能吃的呢？」她說：「聽說紅棗皮可能會掛在腸壁上，是不是會產生什麼毒素？」

我不知道這個朋友的資訊來源。但是，如果吃棗不吃皮，那就容易便祕，反而可能產生毒素。

因為棗肉容易使人便祕，而棗皮才是通便的。而且，如果你不吃紅棗的皮，就起不到補血的作用，還可能發胖、長肉。

有些點心裡面有棗泥餡，所用的紅棗是去皮的。吃棗泥跟吃整個的紅棗是有區別的，不帶皮的棗泥吃多了容易便祕。

咱們都知道紅棗是補血的，但實際上主要產生補血作用的是紅棗的皮。棗肉起什麼作用呢？補氣。棗肉補脾，而棗皮補心。

吃紅棗還是要看體質的

紅棗的好處宣傳得比較多，所以大家都覺得棗可以多吃，其實這是不對的。紅棗是不能多吃的，在補血的食品裡面，吃紅棗要特別謹慎。

紅棗容易生濕熱，所以有的人吃多了紅棗會牙疼，有的人會上火，有的人會生痰，有的人會發胖。所以，不能因為紅棗是長壽果，就每天沒事兒都吃一大把，甚至當飯吃。

吃棗還是要看體質的：瘦弱的人、不上火的人，可以吃；體內有熱的人、胖的人則一定要少吃紅棗，否則愈吃愈胖。

我有位老師曾經接診過一位頑固性濕疹患者，這個人的濕疹總是治不好。後來，老師就發現，這個人每天要吃一飯碗的紅棗。他把這個習慣停掉以後，濕疹就治好了。

有的人無緣無故地發濕疹、上火，有時候找原因，他經常就會怪罪說吃了什麼辛辣的東西。比如有些人總認為吃辣椒上火，其實辣椒不會讓人上火，反而紅棗是讓人上火的。所以，最好不要把紅棗當成飯來吃，對於一般體質的人來說，每天吃幾粒紅棗就夠了。

吃少量的紅棗是健脾的，吃多了就傷脾，所以，吃棗要有限度。

吃紅棗時的最好搭檔——生薑、陳皮

怎麼吃紅棗才好呢？最好是搭配其他食物來吃。

紅棗比較適合當一個輔助的角色。在中藥裡面，經常會用到紅棗來配伍。因為紅棗有調和藥性的作用，而且它是保護脾胃的。

在很多藥方裡頭，放一點紅棗，用它來調和各種藥物的偏性，避免那些藥傷脾胃，有一個保護的作用，類似於中藥中的甘草。

比如說，有時候小孩子感冒了，要用食療，可能會用生薑、蔥白等煮水，這時你不妨放幾粒紅棗進去，可以保護一下他的脾胃。但是，有一點要注意：凡是痰多的情況下，要儘量少用紅棗。

用藥是這樣，平時飲食也是這樣。如果要吃紅棗，最好是少用一點，跟其他的食物搭配著吃，那樣效果才好。

我把紅棗比作一個和事佬，他是在一群人中做協調工作的。一個團隊，少不了這樣一個角色。有了他，就處處和諧了。

那麼，紅棗適合搭配什麼呢？第一是生薑，第二是陳皮。

紅棗生濕，生薑祛濕；紅棗止汗，生薑發汗；紅棗補氣，而生薑是升散的，不至於讓氣補得滯住。紅棗和生薑搭配在一起，能調節人體的消化功能，增強抵抗力。氣血虛弱或怕冷的人，喝生薑紅棗茶很合適。

紅棗生痰，而陳皮是化痰的。紅棗吃多了容易讓人腹脹沒胃口，而陳皮能消除這種脹氣，又能開胃。紅棗和陳皮都能健脾胃。對脾胃虛弱的人來說，吃紅棗時最好配些陳皮一起煮水喝。

如果不喝茶，你也可以用紅棗熬粥。各種糧食裡面，紅棗比較適合跟小米搭配。小米是涼性的，跟紅棗一起熬粥不容易使人生胃熱。

水果 17
紅棗

吃紅棗容易生痰上火的人，可以選擇吃小棗

小棗補氣補血的作用稍弱些，但相對紅棗（大棗）來說，不那麼容易生濕熱。所以，怕上火或者肥胖的人就吃一點小棗，因為紅棗補脾的作用比較強，小棗更偏向於補心。

吃小棗，有一種方法最好消化，那就是把它炒焦再吃。炒過的小棗，皮有點發黑，一定要留下它，這是炒小棗功效最好的部分。小棗皮炒焦以後，能健脾，幫助消化、補血的效果更好。

焦棗茶

做法和吃法

1. 把乾的小棗洗乾淨，晾乾水氣，放在鐵鍋裡乾炒，炒到棗的外皮有一部分已經發黑後，把它密封收起來。
2. 你可以拿這個炒過的小棗煮水或者用開水沖泡，小孩和大人都可以喝。
3. 沖泡的時候加一些陳皮，就更好了。

解惑紅棗養生

1

問：生薑紅棗茶全天都可以喝嗎？我看到一種說法，只能上午喝。是陳老師說過的嗎？

允斌答：是的，過午不喝。

2

問：懷孕缺鐵有食補的方子嗎？知道馬齒莧和薏仁懷孕時不能吃，薑棗茶懷孕時可以喝嗎？

允斌答：牛蒡可以補鐵。懷孕晚期不喝薑棗茶。

3

問：昨天開始喝薑棗茶了，竟然沒上火，太開心了！以前吃棗喝紅糖水都是上火很厲害的，真是太感謝陳老師了！

允斌答：吃棗和紅糖上火，說明濕氣重。而薑棗茶是給紅棗配上了好搭檔生薑，比起單吃棗大有不同。

4

問：老師，我連續五天早上喝薑棗紅糖水，然後就口腔潰瘍了，這跟喝薑棗紅糖水有關係嗎？配方需要做什麼調整嗎？

允斌答：口腔潰瘍是濕毒引起，不要吃紅棗和紅糖。

5

問：喝了三天薑棗茶，我體重輕了近二斤，跟這個有關係吧？因為飲食和運動我一直堅持的，不過最初瘦四斤後一個月沒變，喝了三天後卻瘦了。

允斌答：體重在幾天內有波動，通常減掉的是水分。很多人不是胖而是水分瀦留，喝薑棗茶促進水分代謝，自然會輕一點。

6

問：如果上午喝薑棗茶，那下午還能同時喝其他養生茶嗎？

允斌答：可以的。

7

問：喝薑棗茶還要吃煮過的棗嗎？

允斌答：有痰濕的人不要吃。

8

問：十二歲以下女孩可不可以喝薑棗茶？

允斌答：小孩脾胃虛寒不愛吃飯的可以喝（加麥芽糖）。

9

問：痰濕體質不適合吃紅棗嗎？

允斌答：紅棗可以減半，只泡不吃。

水果 18

桂圓

一樣桂圓三味藥

小小的一個桂圓，竟給我們提供了三樣中藥——桂圓殼、桂圓核、桂圓肉。

桂圓殼輕，它的作用是往上走的，尤其是頭部，專門用來調理頭部的問題，尤其是祛除頭部的風邪。經常喝點桂圓殼茶，到年老時就能頭不暈、耳不聾。

桂圓核重，它的作用往下走，作用於人體的下焦，尤其是祛除下焦的濕氣，還能行氣散結。它可以調理疝氣、濕疹。研成細末後，還可以用來調理長期不癒合的傷口、潰瘍。

而桂圓肉呢，它不輕不重，作用在人體的中焦。它是補益心脾的，可以養氣血。血虛的人常吃桂圓肉，可以補血。脾虛的人吃桂圓肉，可以補脾。

水果 18
桂圓

桂圓連殼一起泡，不上火

在中國西北地區，有一種傳統的保健茶，叫作三泡台，裡邊的配料有：冰糖、茶葉和桂圓。

有一天，一位朋友拿來了這種茶包。她打開以後，把裡邊的桂圓取出來，然後仔細地一個一個剝了殼，再放進水杯裡沖泡。

我笑著說：「你看你費了半天勁，還把好東西給扔了！」

她很驚訝地說：「桂圓殼也有用啊？」

我對她說：「桂圓殼很有用，它是一味中藥。你把它扔了，這道茶的保健作用就不一樣了。」

很多人認為桂圓是熱性的，喝桂圓茶容易上火。其實，這是一個誤解，桂圓是溫性的，並不像荔枝那樣是熱性的。

鮮桂圓吃多了可能會有點上火，而乾桂圓就平和多了。

只要不是火氣特別大的人，喝桂圓茶是沒問題的。如果你把桂圓帶著殼一起泡茶來喝，那就更不怕上火了。

桂圓殼是祛風解毒的，能祛邪氣。單用桂圓殼泡茶，可以調理受風邪引起的頭暈。有的老年人出門一趟，回家無緣無故就頭暈了，幾天都好不了，這種情況多半是受風了。這種時候，可以取一把桂圓殼，用冷水下鍋，煮二十分鐘，煮得濃濃的，趁熱喝下去，調理這類型的頭暈，效果會很明顯。不僅是老年人，年輕人、小孩吹風了頭暈，也可以這樣來調理。

有的朋友可能擔心，不知道桂圓殼煮出來的茶是什麼味道，孩子可能不願意喝。其實，它有一點淡淡的桂圓甜味。你可以煮得濃一點，甜味更濃，孩子也更能接受。

淺眠、貧血、氣色差，用桂圓肉補血

桂圓肉補血，而且專補心血。

有的人睡覺特別淺眠，稍微有一點動靜就容易醒，甚至是有的人醒了就不容易再入睡了。這是由於體內血虛，不能營養心臟，因此造成了心神不寧。這時，經常吃些桂圓肉，就能補益心血。

桂圓肉可以泡水喝，也可以煮在粥裡一起吃。

能喝酒的人，還可以用桂圓肉來泡酒。五百毫升（約一斤）白酒加二百克（四兩）桂圓肉，泡半個月就可以喝了。喝了這個酒，對改善睡眠品質會很有幫助。

時常會感覺心慌、心臟跳動不安等有嚴重心血虧虛的人，可以用桂圓加上蓮子、糯米一起煮粥來喝。

如果是脾虛的人，貧血比較嚴重，氣色不好，那麼可以喝桂圓紅棗茶。

桂圓紅棗茶

做法和吃法

1. 桂圓肉和紅棗用2：1的比例，冷水下鍋一起煮。
2. 水煮開後續煮十分鐘，加兩片生薑，再煮三分鐘起鍋即可。

記得這個茶裡最好加生薑，這樣才不會太過於滋膩，以免補脾不成反傷脾。

不過，吃桂圓的時候也有禁忌，感冒咳嗽痰多時不吃。

桂圓核粉，止血止痛效果好

桂圓肉是補血的，而桂圓核，則是止血的。

吃完了桂圓肉，剩下的桂圓核可不要扔了，把它們收集起來，打成粉末留著。桂圓核粉不僅止血，對促進傷口癒合也很有幫助。誰要是不小心磕了頭，頭皮上有小傷口，把桂圓核粉敷在傷口上，可促進傷口癒合，好了以後不容易留疤，還能長出新頭髮來。

不僅如此，桂圓核粉還能止痛，而且主要針對人體下部的疼痛，可以用來調理寒性的腸胃炎和疝氣引起的疼痛。

‧‧‧‧桂圓核粉酒

做法和吃法

1. 每次取十至十五克桂圓核粉，直接用溫黃酒送服。
2. 記住一定要用溫黃酒，效果才好，而不是溫開水送服。

中醫有句話說：「不通則痛。」桂圓核調理的就是受寒引起的氣滯不通。所以，我們要用溫熱的黃酒來加強它「通」的作用。

桂圓核怎麼打粉呢？傳統方法是焙乾之後打成粉。還有一個簡單的方法：剛煮好的桂圓，裡面的核是軟的。這個時候可以馬上剝去桂圓核表面黑色的光皮，把裡面的核搗碎，可以當場用。或者將搗碎的桂圓核晾乾之後再打粉。桂圓核晾乾之後就變硬，不容易搗碎了。

保健就吃整顆的桂圓，久煮效果最好

桂圓殼和桂圓核一個祛風，一個祛濕，都是「泄」的，而桂圓肉是補的。所以，一般體質的人平時喝桂圓茶，就可以用整顆的桂圓，不用剝殼。這樣可以利用殼、核和肉的藥效，補泄平衡，比較平和，使保健的效果達到最大化。當你使用一整顆桂圓的時候，如果用沖泡的方法，藥性不能完全釋放，最好還是用熬煮的，而且要煮三十分鐘以上。

桂圓水

做法和吃法

1. 抓一把帶殼的乾桂圓，用清水加一點麵粉泡一會兒，清除掉表面的髒汙，沖洗乾淨。
2. 將桂圓加冷水下鍋，大火煮開後，轉小火燉煮三十分鐘以上。

這樣做，就能讓藥效充分地析出，發揮最大功用。

解惑桂圓養生

1

問：陳允斌老師，您好！我覺得我是因為長期吃生的蔬菜，腹部寒涼，結果形成了腹部包塊，腹部一直疼痛。應該怎樣治療呢？喝桂圓核水行嗎？

允斌答：平時調理可以喝的，但還是要查查有沒有炎症。

2

問：陳老師，我現在懷二胎並處於孕初期，臉色很難看，之前也不好看，沒有血色，覺得整個臉青青黃黃的。怎樣才能讓臉色好點呢？

允斌答：用葡萄乾、紅棗、桂圓一起煮粥，可以一直喝到孕中期。

3

問：陳老師，我家寶寶跌倒，在眼皮上留了一條很深的傷口，流了好多血。用了雲南白藥，現在傷口還沒癒合，有點發炎，醫生說會留疤。他現在才二十個月，有什麼方法能夠消除疤痕？

允斌答：如果沒發炎用桂圓核粉是有效的。現在只能等傷口消炎後用蜂蜜調和桂圓核粉來敷。在此期間菜裡不要放蔥薑香菜等發物。

4

問：可以把桂圓蓮子百合放到一起煮水喝嗎？因為我平時睡眠不好。

允斌答：可以的。

5

問：陳老師，突然起蕁麻疹。有一個半月了，太痛苦了，求調理方法。感恩！

允斌答：如果確定是蕁麻疹（突然而起，消退後不留痕跡），可以用大量桂圓殼煮水喝幫助調理。

6

問：陳老師您好！昨天晚上我突然全身大面積起蕁麻疹，剛開始是雙臂，然後上半身，面積逐漸擴大，今天早晨已蔓延到下肢腿部，大片的扁包塊奇癢難耐。起床喝了點薑片紅糖水，一上午都很好，可剛剛突然又開始奇癢，請教您有沒有好的方法，謝謝！

允斌答：用一千克（約二斤）桂圓殼煮水內服外泡澡。

水果 19

香蕉

香蕉皮煮水喝降血壓，有皮膚病用香蕉皮擦

其實，香蕉皮真的是好東西，它有很多用處。

香蕉皮和香蕉是一對陰陽。香蕉是滑的，香蕉皮是澀的。一滑一澀，作用是互補的。香蕉是滑腸的，有通便的作用；香蕉皮是澀腸的，有止瀉的作用。

香蕉皮煮水喝，有降血壓的作用，對肝陽上亢型的高血壓有效果。高血壓的人如果感覺肝火大，可以用香蕉皮煮水代替茶來喝。

香蕉皮煮水還可以用來泡澡。經常感覺皮膚發熱、乾癢，一抓就紅的人，每天用香蕉皮煮水泡澡，就會舒服一些。

香蕉皮對於皮膚病特別有幫助。它是解毒殺菌的，還有潤膚的作用。

皮膚長癬的人，吃完香蕉可以順手用香蕉皮擦一擦。有的人一到冬天，皮膚容易裂。如果刮下一些香蕉皮內側的白皮敷在裂開的地方，再貼上ＯＫ繃，裂開的地方就會慢慢癒合收口。

吃燒烤時別忘了吃根香蕉

香蕉還有一個妙用，它對愛吃燒烤的人特別有幫助，就是香蕉能分解致癌物，幫助人體排毒。

我們都知道燒烤不能多吃，因為肉烤焦後會產生致癌物。但是好多人就好這一口，怎麼辦呢？我們可以在吃完燒烤之後，再吃一根香蕉。尤其燒烤的油煙其實也含有致癌物，如果吸入人體，肺部首先受到傷害，而香蕉就能幫助我們的肺解毒。

香蕉清肺熱的功效對過敏體質的人也有幫助。

春天天氣暖和之後，空氣中灰塵和花粉很多，熱風一吹，容易使人犯鼻炎或者是皮膚發癢。所以，過敏體質的人在春天可以經常吃些香蕉。

減少香蕉寒性的吃法——三分鐘自製烤香蕉

香蕉是降火的，由於它比較寒涼，如果你在天冷的時候吃，有時候會感覺胃裡冰冰涼涼的不好受。為了減少寒性，可以把它烤過之後再吃。

烤香蕉很好吃，自己在家也可以烤。你可以用烤箱，也可以用微波爐來烤。

烤香蕉

做法和吃法

1. 選用已經成熟的香蕉。
2. 把香蕉連著皮一起放進微波爐，設定三分鐘就可以了。烤出來的香蕉皮有點兒發黑，剝了皮之後，裡面的香蕉已經烤得軟軟的了。

拿勺子挖著吃，又香又甜，而且熱呼呼的，很舒服。

香蕉加熱以後，味道會變得更甜，有一些品種的大香蕉直接吃味道比較淡，沒有什麼甜味，但是烤完以後，它的甜味就增加了。

要特別注意的是，烤香蕉不要用不成熟的香蕉，否則，皮的澀味會完全鑽進香蕉肉裡，會很澀口，不好吃，而且可能會引起便祕。

烤過的香蕉皮仍然帶有澀味，一般的人就不用吃了。但是有一種人，我建議你最好把皮也一起吃下去。烤香蕉皮對患有痔瘡的人有食療的作用，可以預防痔瘡引起的便後出血。出現過這種情況的痔瘡患者，可以經常吃烤香蕉，並且要連皮一起吃下去。

解惑香蕉養生

1

問：美女陳老師您好，我父親六十五歲，身體搔癢很久了，也看了中西醫，可一直沒能醫好，請問有什麼辦法可以止癢去根嗎？謝謝！

允斌答：如果是乾癢的話，用香蕉皮煮水能暫時緩解。

2

問：陳老師，我父親的手總是龜裂，還特別乾，應該怎麼辦？在飲食方面應該注意什麼，還是多用點護手的東西？

允斌答：用香蕉皮的內皮包住裂口處，用膠布固定。每天換一兩次，裂口會慢慢變小癒合。

水果 20

獼猴桃（奇異果）

半個獼猴桃，一天營養全夠了

某個冬天的晚上，吃過飯，母親問我，要不要吃個獼猴桃。我不假思索地拒絕了：「現在的獼猴桃還能吃嗎？好多都打過生長劑的。」

母親執意勸說：「我買的保證沒有打過任何藥，不信你看看。」

看看母親遞過來的獼猴桃，小小的，比核桃大不了多少，很不起眼。皮倒是很容易剝開。從這一點看，跟打過藥的不同，打過藥的獼猴桃的皮是很難一次剝掉的。

不過，這麼小，恐怕會很酸吧。試著嘗了一口，沒想到又軟又甜，比打過藥的水果味道濃郁，而且沒有那種硬硬的果芯。

母親很得意：「好吃吧？這可是我從市場上精心挑選的野生獼猴桃。」

我說：「是挺好吃的，但是您怎麼確定它們是真正野生的呢？」

母親說：「從大小上就能看出來了，野生的獼猴桃個頭比一般人工培植的要小，比打過生長劑的就更小了。」

我想這種野生的一定很貴吧。沒想到，才兩塊錢一斤。在冬天的北京，這個價錢連一斤黃瓜都買不到。

我問：「為什麼野生的還這麼便宜？」母親說：「野生獼猴桃在南方的大山裡多的是。有人到山裡去，給當地人一點工錢，就能採回大量的野果，裝車直接拉到城裡就可以賣了，成本相當低廉。」

一般人買水果都喜歡挑大的買，這種小果子不怎麼受歡迎，所以賣不出好價錢。母親在買的時候，看到那個賣的人喊破了喉嚨叫賣也少有人問津。要是這樣下去，大概以後他也不敢再進這種貨了。

我倆不由得擔心起來，也許將來有一天，市場上再也見不到野生的獼猴桃了。那會是非常可惜的一件事。在這個農藥和生長激素橫行的時代，還能吃到天然野生的水果，是難得的福氣。

更何況，獼猴桃是長壽果，在古代日本曾被稱為「千歲」，號稱吃一個就能活一千年。據說徐福東渡日本為秦始皇求取長生不老之藥，就是慕此「千歲果」之名。如果這個說法屬實的話，想想當時的情景真有些滑稽。當徐道士漂洋過海好不容易到了生長「仙果」的小島，赫然發現傳說中的「千歲果」竟然就是中國深山老林裡猴子吃的野果，在秦始皇的家鄉陝西隨處可見，他老人家那時臉上的表情一定夠難看的。怪不得他寧願留在當時還處在原始社會的日本不敢回國。

聽起來好像很神奇，小小一個水果，有這麼多的作用嗎？

傳說有點誇張。不過獼猴桃能讓人年輕的作用的確很強。不僅如此，它還能調理糖尿病、脂肪肝、肝炎黃疸、胃熱食滯、腸燥便祕、肺熱咳嗽、結石……

這是古代的醫家發現的，而現代的科學分析也證實了獼猴桃具有多種抗病成分。

從中醫的角度說，獼猴桃性寒，味道酸，質地滑。它的寒能解熱，酸能養肝，滑能泄下，所以它可以泄肝膽之熱。換句話說，它最強的作用就在於解毒保肝。肝腎是同源的，保肝就是保腎。有清潔的血液，有健康的肝腎，人自然健康長壽。

從成分上說，一些對人體很重要的營養素如維生素C、維生素E、鉀、鎂、鈣、葉酸、纖維素還有各種抗癌物質，在獼猴桃中的含量都遠遠超出了其他大多數的水果。

就拿維生素C舉例，你只要吃上半個獼猴桃，哪怕這一天不吃任何其他的水果和蔬菜，身體所需要的維生素C都夠用了。

這些年流行維生素保健品，有的人一天要吃七、八種。其實，現在醫學界對於人工提取的維生素是否對人體有害還有很多爭議。還不如每天吃一個獼猴桃，重要的維生素就全齊了。

獼猴桃是最適合在節日宴席吃的水果：助消化，解酒毒

每近過年或節日期間難免煙酒應酬、大吃大喝。如果要說過節的養生之道，飲食有節、起居有常這些都是老生常談，實際上卻很難做到。

母親的一個獼猴桃及時提醒了我，在放假期間，堅持每天吃一個獼猴桃，倒是一個既簡單又有效的方法。

獼猴桃是最適合在節日宴席吃的水果。吃正餐的時候，大家習慣最後上一道果盤。其實，好多水果都不適合在飯後吃。

但是，獼猴桃恰恰相反，空腹吃了會傷胃，最好是飯後吃，尤其是在有酒有肉的大餐後吃，節日盛宴後配上它是最完美的。

如果你要為節日大餐準備一些飲料，那麼建議你做獼猴桃汁。不要用超市賣的果汁，那種裡頭都有防腐劑。喝果汁，必須喝鮮榨的才健康。

獼猴桃汁自己做特別方便，沒有榨汁機也沒關係。

選軟的獼猴桃，放在碗裡搗碎，根據自己的口味加水和糖攪勻就行了。有了獼猴桃，

年節聚餐就能吃得更痛快，也更健康了。

獼猴桃含蛋白酶。蛋白酶是什麼呢？就是嫩肉粉的原料，可以分解蛋白質。所以空腹吃它，對胃黏膜不利。而飽餐後吃，既助消化又能降脂。

宴席上多半有醃臘肉製品，比如香腸、火腿、臘肉等，它們都含有一定的致癌物質，獼猴桃可以阻斷這些毒素的生成。

過節肯定要喝酒，獼猴桃解酒的效果比眾所周知的柑橘還要好。誰要是酒喝多了，馬上給他一杯獼猴桃汁，可以解酒毒，保護肝臟。

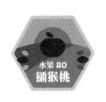

常口渴的糖尿病人吃獼猴桃最合適

家裡有糖尿病人，其他的水果不敢吃，但吃獼猴桃就沒問題。它不僅含糖量比較低，而且能調節人體對糖的代謝，有防治糖尿病的作用。

從唐代開始，中醫就用獼猴桃來治消渴病。現代的糖尿病，大多數都屬於消渴病的範疇。糖尿病人有陰虛症狀的，經常口乾舌燥的，吃獼猴桃最合適。

過節要守歲，一家人坐在一起看電視，總要嗑點瓜子，吃點花生什麼的。這些炒貨耗傷人體的陰液，吃多了容易讓人口乾舌燥甚至上火。

獼猴桃是寒性的，可以平衡它們的火性，養陰生津。其實，不管是不是在過節期間，只要哪天你暴飲暴食了，都可以趕快吃一個獼猴桃，亡羊補牢一下，會感覺舒服很多。

提醒一下，獼猴桃是清熱降火的，自然也就很寒涼。除非是治病，可以一天吃幾個，否則正常人最多一天吃一個，就達到保健的效果了，千萬不要多吃。

腸胃太虛弱的人，如果想吃獼猴桃，可以把它熬成果醬，或者是搗碎了放在米粥裡煮二分鐘再吃。獼猴桃很特別的一點就是，即使經過高溫，它的大多數抗病成分仍然有效，神奇吧！

母親的經驗：怎樣挑選好的獼猴桃

市場上的獼猴桃有兩大類。一種是紐西蘭奇異果。這是從中國傳到紐西蘭以後經過改良的品種，也有在國內種植的。紐西蘭原產的據說是有機種植的，應該比較好，當然價格也很貴。

一種是國內的品種，有人工種植的也有野生的。不要買太大的，那種可能是打過生長劑的。最好是個頭特別小的，這種多半是野生的，純天然，價格也不貴。

不要買表面發黃的、軟的，那種是放熟的，不是長熟的。獼猴桃的幼果表面布滿黃色絨毛，成熟後皮就把毛撐開了，皮的綠色才會顯露出來。所以，表面發綠發亮的才是真正成熟的獼猴桃。這種樣子的獼猴桃如果摸起來還是硬的，那就是新鮮的。

硬的獼猴桃剛買回家不要吃。要跟蘋果一起放在冰箱裡。蘋果對獼猴桃有催熟的作用。幾天後，獼猴桃摸起來發軟了，就可以吃了。

解惑獼猴桃養生

1

問：月經期間可以吃獼猴桃嗎？

允斌答：最好不吃。

水果
21

鳳梨

鳳梨皮——吸異味，做調料

鳳梨的皮，大家一般是把它放在剛裝修過的新房裡，用來吸收異味。也有人把它放在冰箱裡，當成除臭劑使用。

其實，把鳳梨皮當成調料用也不錯。

燉肉時，放鳳梨皮有助消化的作用。

俗話說，魚生火，肉生痰。有的人吃多了肉食，消化不了，還會引起咳嗽或是拉肚子。在燉肉的時候，放幾片鳳梨皮一起煮，對身體非常好。尤其是燉羊肉時，放鳳梨皮能除羶味。在肉類中，羊肉的羶味是最難去掉的，多放蔥薑蒜也不那麼管用。小姨傳授給我的小秘訣就是放鳳梨皮。

我們可以在吃完鳳梨以後，把削下來的鳳梨皮晾乾保存起來。燉羊肉的時候放一些曬乾的鳳梨皮，就可以完全去除羊肉的羶味。如果燉羊肉放了蔥薑和料酒之後，感覺還是有點羶，那你加幾片晾乾的鳳梨皮，就會好多了。因為它除味的作用，比蔥薑更強。

有一次，買來的羊肉燉好了之後，羶味很重，家裡人都不愛吃。我想起小姨幫我晾曬的一瓶子鳳梨皮。馬上找出來，在湯裡放了幾片，重新開火燉了半小時，羶味就沒有了，可見鳳梨皮吸收異味的作用真是厲害。

吃了不潔肉食拉肚子，鳳梨葉煮水喝可解毒

鳳梨葉子其實也有用。鳳梨皮能對付肉的羶味，鳳梨葉子能對付肉毒。買來的鳳梨，通常上面會帶有一大叢綠色的葉子。你可以把這些葉子留下，曬乾保存起來。用鳳梨的葉子煮水喝，能調理因吃入不新鮮肉食而引起的消化不良和夏季腸炎。

夏天天熱，魚鮮食物很快就會變質。如果不小心吃下這些不潔的食物，就會肚子疼甚至腹瀉。這種時候，如果家裡有現成的鳳梨葉，就可以馬上取一小把煮水來喝。

空腹、過敏體質、正在發燒和皮膚病發作期的人，都不要吃鳳梨

說到這裡，細心的你可能會發現，鳳梨皮、鳳梨葉都具有解肉毒、幫助消化吸收肉類食物的作用。

鳳梨肉也有相同的作用。因此，鳳梨與多數水果不同，它更適合在飯後吃，有助於消化。而飯前空腹的時候，最好不要吃鳳梨，容易傷胃。

鳳梨含有鳳梨酵素，這也是嫩肉粉的原料。所以，吃大魚大肉後，再吃點兒鳳梨，可以幫助消化肉類。

有一點要特別注意：吃鳳梨會過敏的人也不要隨意使用鳳梨葉和鳳梨皮。

有的人吃鳳梨以後，會全身發癢、起疹子，還有的人會頭痛，嚴重的會噁心、嘔吐、心慌，甚至是休克。

所以，過敏體質、正在發燒和皮膚病發作期的人，都不要吃鳳梨。

鳳梨如何吃更好

我們都知道，吃鳳梨要先用鹽水浸泡。

鳳梨用鹽水泡過以後，鳳梨所含有的鳳梨酵素和蛋白酶被中和了，吃起來就不會刺激口腔，對一般的人也不容易引起過敏反應了。

鹽水要泡多久呢？如果你想吃得放心，泡的時間短了不行，最好泡二個小時以上。

還有一種方法也可以去掉鳳梨的刺激性，就是把它煮熟或蒸熟。

鳳梨是不怕高溫的，煮過、蒸過以後一樣好吃，所以，鳳梨是很適合用來做菜的，比如說鳳梨咕咾肉、鳳梨盅飯，還有鳳梨炒飯等。

如果你做鳳梨盅飯或是鳳梨炒飯，記得事先把鳳梨煮一下或蒸一下，去掉鳳梨的刺激性後，再跟米飯一起烹調。

水果 22

桃子、李子

吃桃李要看體質

桃子和李子是東方的傳統水果，它們不光有甜美的果實，還有繽紛的花朵。「桃李不言，下自成蹊。」從《詩經》的時代開始，桃李就是中國春天必不可少的風景。「春風桃李為誰容？」詩人總把桃李比作女性。桃、李對女性的確也有特別的好處，它們能幫助女性變得更健康美麗。女子以血為本，而桃、李的功效主要就是調理血的問題。

李子是清血熱的，能養肝。

更年期的女性會感覺體內有虛熱，晚上睡覺煩躁不安，這時就可以吃些李子來緩解身體的不適。吃的時候，可以把李子皮留下來一起吃，因為李子的皮是養肝血的。

甲狀腺功能亢進的女性，吃李子對身體也有好處。

李子清肝熱，有肝病的人也適合吃李子。

桃子是活血的，女性常吃桃子，氣色會更好看。

桃子能通經，月經不暢的女性適合吃。桃子還能潤腸，大便乾燥的人可以常吃。

有句老話說，「桃飽杏傷人，李子樹下埋死人」，這是很有道理的。吃桃、李、杏要看個人體質。

跟桃和杏相比，李子偏寒涼，吃多了以後很傷脾胃。所以，脾胃虛弱的人不要多吃李子，尤其是有胃潰瘍和腸炎的人。

杏和桃偏溫性，有內熱的人不要多吃。桃、杏是發物，有的人吃多了會腹脹，或是皮膚病復發，也要當心。

李仁活血，桃仁破血，打成粉護膚最佳

吃桃子和李子時，果核不要扔了，砸開果核，裡邊有果仁，它們的藥用價值更高。果仁是果樹的種子，為了繁衍下一代，果樹把精華都集中在果仁裡了。果仁，對於女性的皮膚來說也是精華，就像護膚品中的精華素。

桃仁、李仁都可以打成粉，加些蜂蜜或蛋清，用來敷臉，能滋潤和美白皮膚。此外，它們各自還有其他特別的功效。

李仁是活血的，而桃仁比它更進一步，是破血的。愛長痘的人，可以用桃仁，對淡化痘疤有幫助。臉上有斑的人，可以用李仁，有淡斑的效果。

桃、李的果仁可治便祕、咳喘和婦科病

除了美容，桃、李的果仁還可以治療便祕、咳喘和婦科病。新鮮的生果仁不要直接食用，有微毒，要經過加工才可以吃。桃李的果仁外面包裹著一層果皮，這層皮的藥效很強。如果要連皮用，建議先諮詢醫生。最好把果仁去皮，炒一下，這樣藥性比較溫和一點，不會太傷身。果仁的一頭扁，一頭比較尖，這個尖頭也要去掉。

炙果仁和果仁粥

做法和吃法

1. 把桃核或李核砸開，取出果仁，放入開水鍋裡煮一下。
2. 煮到果仁外皮有點發皺，撈出來，放冷水裡泡涼，然後剝掉外皮，去掉尖頭，用鐵鍋乾炒到微微發黃，晾乾保存。

3. 炙過的桃仁和李仁可以用來煮粥。每次取十幾個果仁，和白米一起煮粥就可以了，這種果仁粥對大便乾燥型的便祕很有效。

造成便祕的原因有很多種，調理的方法都不一樣，用錯了，只會適得其反。

桃仁和李仁對於大便特別乾結、口乾舌燥的人比較合適。

其中，口乾舌燥總喝水的人，可以用李仁。如果只是口乾，卻又不太想喝水，食欲不好，感覺情緒煩躁的人，可以用桃仁。

用桃仁煮粥的話，還可以加一點陳皮，效果更好。

如果只是排便困難，但大便並不乾結的人則不適合用桃仁和李仁。

其中要特別切記，孕婦忌用桃仁和李仁。

桃核「辟邪」，怡情怡身

其實，桃核也是好東西。一般的人隨手就把它扔掉了，喜歡核雕的人卻會到處尋找它。每個桃核上面都有天然的紋路，它是雕刻的好材料。

還記得小時候國文課本裡有一篇著名的《核舟記》嗎？這篇文章描述的「核舟」，就是用桃核雕刻的。在一枚小小的桃核上，雕刻了蘇東坡和朋友遊赤壁的場景。桃核總共不到一寸長，卻雕出了一隻小船，五個姿態不同的人，八扇可以開合的窗戶，還刻了三十四個字，精巧得不可思議。

民間認為桃木是辟邪的，桃核也是桃木，所以很多人喜歡隨身佩帶核雕，隨時握在手中把玩。天長日久，桃核的表面會漸漸變紅，呈現出檀木的質感。

好的核雕是收藏品。經過長期把玩的核雕，上面出現了一層行話說的「包漿」，就更加珍貴了。

在每天的把玩過程中，核雕的凹凸紋路會刺激手心的經絡穴位，不經意間就有了健身的作用。而對善於從生活中尋找點滴樂趣的人來說，收藏一個喜歡的核雕，帶在身邊隨時拿出來欣賞、把玩，本身就是怡情養生的一件事。

水果 23

杏仁

吃杏仁的智慧

杏是潤肺的，能止咳。乾咳的人或口乾舌燥的人，可以吃杏。但杏是發物，吃多了容易誘發皮膚病，小孩要少吃。

大家吃完杏就隨手把杏核扔掉了，其實，杏最好的東西在於杏核裡面的杏仁。杏可以少吃，但杏仁卻是不可或缺的。

平時大家當零食吃的大杏仁，比如美國大杏仁，跟新疆的巴旦杏都不是真正的杏仁，反而跟桃子是「親戚」。

水果 23 杏仁

真正的杏仁是什麼呢？我們平時當水果吃的那個杏子，吃完以後剩下的杏核，把它砸開，裡邊就是杏仁。這是真正的杏樹種子，也是中國原產的杏仁。

杏仁很小，只有小拇指指甲這麼大。這樣的杏仁分兩種，一種是甜杏仁，一種是苦杏仁。甜杏仁是平時食用的；苦杏仁是做藥的，它有小毒，只能在藥店出售，必須謹慎使用。

苦杏仁是治咳嗽和氣喘的。甜杏仁比苦杏仁偏補一些，是補氣的，還有潤肺和潤腸的作用。

調理慢性氣管炎的食方——甜杏仁茶

甜杏仁可以做涼菜，也可以煲湯。夏天，用甜杏仁加上茴香菜一起涼拌，可以調理腸胃型的感冒。

甜杏仁做成杏仁茶來喝，可以滋養皮膚，對於慢性氣管炎的人還有調理作用。

甜杏仁茶的做法：把杏仁磨成粉，加清水煮開後放冰糖就可以了。

如果想要更補一些，可以做杏仁核桃乳，它的營養比牛奶還好。小姨以前最喜歡給我們做這個喝，小孩喝了很補腦。

給孩子補腦的食方——杏仁核桃乳

做法和吃法

1. 把生的甜杏仁、核桃和糯米用清水泡三到四個小時。
2. 連水一起放進調理機，打成汁，倒到鍋內煮開就可以了。

3. 煮的時候要不斷攪拌，以免燒焦。

如果家裡有能製作營養米糊的那種豆漿機，就更方便了。把這三樣原料放入豆漿機，加水煮成米糊就可以了。

在這道飲品中，杏仁、核桃、糯米的比例大約為2：3：5，也就是說，一半是杏仁和核桃，一半是糯米。這樣的比例，吃起來口味最適中，功效也最均衡。

杏仁核桃乳除了補腦，甜杏仁、核桃和糯米都補氣，所以它還可以補腎氣和肺氣。杏仁和核桃有通便的作用，而糯米有止瀉的作用，這樣的搭配就比較均衡。

要特別注意，杏仁核桃乳很補，積食、胃熱或咳嗽痰多時不要喝。

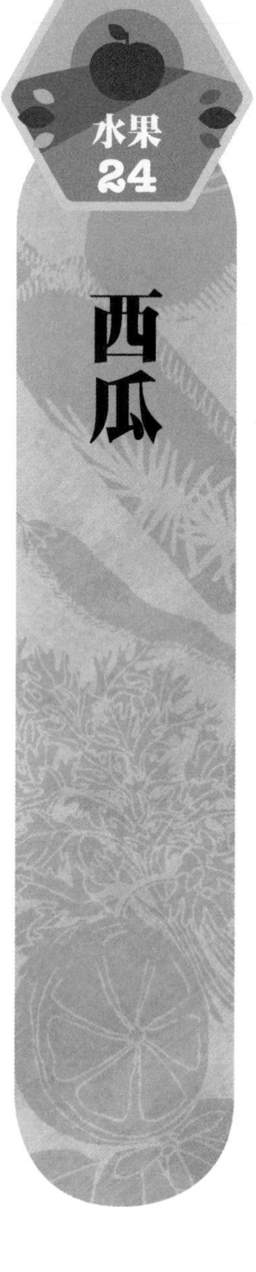

夏天消暑首選：西瓜

據說在所有的水果中，西瓜的果汁含量最豐富，達到90％以上。西瓜在英語中叫watermelon，直接翻譯過來是「水瓜」，大概就是因為這個緣故吧。夏天，人體水分大量流失，能量消耗也多，吃西瓜正好可以生津止渴，補充營養素。

盛夏的氣溫很高，熱氣很重。「熱盛為毒」，這種熱毒很容易造成血熱，使人心中煩躁、口渴、手腳心發熱或發燒。如果血過熱，就可能不走血脈的正道，而是亂走，產生血溢的現象，比如皮膚出小紅疹、流鼻血，嚴重的甚至會出現腦溢血。

西瓜正是調理夏季這些常見症狀的良藥。它能入上焦的心經、肺經，能入中焦的肝經、胃經，還能入下焦的膀胱經，可以說是三焦通吃，所以西瓜對於上中下三焦之熱都可以祛除。

人到夏季心火旺，西瓜能把心火往下引到膀胱經，再通過小便排出去，從而清解暑熱。心為血之府，心火平了，血也就不會過熱了，因此西瓜能涼血，對一切血熱、血溢症狀都有緩解作用。

吃西瓜千萬別扔了皮和籽

什麼是健康、環保的生活方式？很重要的一點就是要做到物盡其用。每次講到這個，我喜歡拿來做例子的就是西瓜。

通常，人們吃完西瓜後，一大堆瓜皮、瓜子把垃圾桶塞得滿滿的。這樣真有點可惜。其實，西瓜從裡到外都是好東西，一家人吃完西瓜，應該是乾乾淨淨的，沒產生一點垃圾才對。瓜皮、瓜子都有絕好的用處。就算是不小心買到了生瓜，照樣可以利用。

西瓜跟冬瓜不一樣。冬瓜的瓜肉、瓜瓤和瓜子顏色都是白的，所以作用也相似。而一個西瓜卻有好幾種顏色，外皮是綠色的，內皮是白色的，瓤是紅的，瓜子殼是黑的，瓜子仁是白的。所以，西瓜的各個部位功效也有區別。

西瓜瓤與西瓜子，一紅一黑，顏色相反，性格也相反。西瓜瓤是寒性的，西瓜子卻是溫性的。西瓜瓤是去心肺熱火的，西瓜子是去心肺積水的。

西瓜子殼與西瓜子仁，一黑一白，黑色的殼是止血的，而白色的仁是化痰的。

西瓜外皮與內皮，一青一白，外皮是清熱止渴的，內皮是利水消腫的。

心火重，用西瓜翠衣泡水喝

把西瓜皮外面青色的皮削下來，曬乾了，這是一樣中藥，叫作西瓜翠衣。它是清熱的。夏天，人容易上心火，有的人舌尖會長皰，紅紅的，挺疼。經常用西瓜翠衣泡茶喝，有去心火的作用。

西瓜翠衣就是曬乾的西瓜青皮，用沸水沖泡後，代茶飲用。可以加冰糖調味。

連糖尿病人也能吃的美食：西瓜皮綠豆湯，西瓜皮燒肉

西瓜性寒涼，脾胃虛寒的人不能多吃。還有，西瓜含的糖分較高，許多糖尿病患者都不敢食用。那如果想吃怎麼辦呢？可以吃西瓜內皮。

西瓜內皮，就是西瓜皮去掉最外層的青皮後剩下的白色部分。它的營養與瓜瓤相同，只是含糖量要低得多，有糖尿病的朋友可以放心吃。用西瓜內皮做菜，經過烹煮之後，其寒性會減弱，就不易傷及脾胃了。

西瓜內皮的做法很多：可以涼拌、做沙拉、醃製醬菜；也可以用它煲湯，其滋味彷彿像冬瓜，卻更加脆嫩；可以炒著吃，清淡爽口；也可以切塊，加肉和醬油紅燒，十分入味；也可以煮西瓜皮綠豆湯，它清熱的作用更強。只要把西瓜皮洗乾淨，切成小塊，與綠豆一起煮即可。

我母親喜歡用西瓜皮來燒肉，味道很鮮美。

西瓜皮燒肉

做法和吃法

1. 把西瓜皮去掉青皮，刮掉裡邊殘餘的紅瓤，切成方塊。五花肉也切成方塊。
2. 西瓜皮和肉的分量按1：1的比例準備比較合適。
3. 鍋裡放少許油（油不要多，可以放豬油也可以放植物油），先下薑片爆炒一下，然後放肉翻炒，倒入黃酒，量要多一點，要淹沒肉塊。
4. 再放適量醬油、少許糖、鹽，再放西瓜皮。
5. 燒開後，轉小火煨熟，然後開大火把醬汁收一下就起鍋。

西瓜皮這樣料理是最入味的，能完全吸收肉的鮮味。小時候，每次家裡吃這道菜時，我們都搶著把盤裡的西瓜皮吃得一乾二淨。

這道菜也很適合糖尿病人吃。西瓜皮生津止渴，豬肉養胃養肝，對糖尿病人都有食療的作用。

做這個菜還有一個秘訣，就是在這道菜裡放黃酒。

黃酒是補腎補血的。一般做紅燒肉都是烹一點料理米酒，然後加水來燉。但我們家會用黃酒來代替料理米酒和水。做紅燒肉的時候，一滴水也不放。這樣燉出來的肉，特別鮮，而且不油膩。

說起這個方法，我有點小小的得意。因為這個方法不是母親教我的，是我教她的。其實呢，也不是我自創的，而是我小時候看蘇東坡寫的食譜，跟他學來的。後來，我試著用這個方法來做紅燒雞翅，也特別好吃，家人曾一度吃上了癮。

時代在變遷，很多食物都跟從前不一樣了。現在的西瓜品種培育得愈來愈先進，沒有籽，皮也很薄，沒法拿來燒肉。有時買到個生瓜回來，切開一看，不熟，瓤發白，不甜，大家吃著覺得有些失望。這時，母親就會高興地對我們說：太好了，這個西瓜皮特別厚，做西瓜皮燒肉才好吃呢！我們一聽，一下就變得興高采烈了。

夏季美味補方——西瓜盅

我最喜歡的一種做法，也是最具有食補功效的，就是西瓜盅。

做法和吃法

1. 將西瓜頂部大約六分之一的部分切下，挖去紅瓤。
2. 把雞肉洗淨切塊，放進西瓜中。再加入拍扁的老薑一塊，適量的鹽、黃酒或料酒。
3. 把西瓜切下的部分當作蓋子蓋在西瓜盅上，入蒸鍋用中火蒸一個小時左右即成。

注意：千萬不要加水，因為蒸的時候西瓜皮會出很多水。

做西瓜盅，用圓圓的瓜來做比較好看。而且直接放在蒸鍋裡就能立得住。如果是橢圓形的長瓜，一般的鍋很難放得下，也不容易固定。

初次嘗試的朋友，最好用厚皮瓜。因為皮厚一點容易掌握火候，不至於把瓜皮給蒸得過軟而弄破了。裡邊的紅瓤，刮得越乾淨越好，否則蒸出來的湯汁會偏甜，而且顏色不好看。

西瓜盅的主料為什麼要用雞肉呢？夏季人體的陽氣都浮於表面，加上多食生冷，容易胃寒，暑濕又能耗氣傷脾。雞肉正好入脾胃二經，可以健脾暖胃，改善夏季常見的脾胃虛弱、胃口不佳、疲倦乏力等症狀。

雞肉性溫，加上老薑和黃酒，正好與西瓜的寒性相互平衡。西瓜滑腸，吃多了容易拉肚子，而雞肉正好可以止瀉。西瓜有生寒助濕之弊，而薑和黃酒是散寒的，正好解之。

這道菜口感清淡，再熱的天吃也不會感到油膩。從功效上來說，也很適合於伏天養生。它屬於清補，既能消暑解熱，又能補益中氣，不但正常體質的朋友可以吃，對陰虛內熱，有高血壓、急性腎炎和膀胱炎的朋友還有輔助治療的作用。

蒸好的西瓜盅是夏天餐桌上的一道風景。單是欣賞它碧綠圓潤的外形就讓人感覺清涼了，講究一點的話，還可以在瓜皮上刻上花紋。

吃的時候，輕輕打開瓜蓋，記得首先把裡邊的湯盛出一小碗來品嘗。這是完全由西瓜滲出的汁液煮成的雞湯，瓜的清香襯托出肉的鮮美，清淡平和，讓人回味無窮。

猶記得九歲那年，奶奶教給我這道菜。事隔經年，當時那一種滋味，那一個人，如今都只能於記憶中去尋覓了，思之令人悵然。

調理慢性氣管炎的食方——西瓜子煮水喝

小時候吃西瓜，不小心吞進去一粒西瓜子。旁邊的大人笑著說，好啊，明年嘴裡該長出西瓜來了。雖然明知道是開玩笑，可是我小小的心裡還是有些擔心，這西瓜子連著殼一起吃到肚子裡，會不會有事啊？

結果小姨跟我說：「我吃西瓜從來不吐籽，直接嚼碎了吃下去！」

後來，我明白了，西瓜是補水的，西瓜子是排水的。如果你西瓜吃多了，脾胃容易積寒濕，西瓜子能清除這種積水。

有的人本身脾胃寒濕較重，吃了西瓜以後，可能會感覺胸悶胃脹，還會噯氣。碰到這種情況，在吃瓜時也吃點西瓜子，有預防的作用。

怎麼吃呢？可以吃曬乾的西瓜子。而正在吃的西瓜裡的新鮮西瓜子最好挑出來，洗淨曬乾，留著下次再吃。

小姨吃西瓜的方式是她根據自己體質所做的選擇。對於一般的人來說，為了安全起見，在吃西瓜的時候，還是要吐西瓜子。西瓜子帶著殼，如果不好好嚼碎了吞下去，吃幾個沒關係，如果吃得太多了，就容易堵在腸道裡。而且，西瓜子連殼完整地吞下去，也消化不了。小孩子吃西瓜更得注意，別一不小心把西瓜子嗆到氣管裡去。

你可以每次在吃西瓜的時候，把西瓜子留下來，洗淨曬乾。下次吃西瓜的時候，這些曬乾的西瓜子就可以派上用場了。

西瓜子還有清肺化痰的作用。蒐集的西瓜子可以用來煮水喝，能調理慢性氣管炎。

西瓜子水

做法和吃法

1. 把西瓜子打碎，冷水下鍋。
2. 煮開以後，加冰糖，用小火煮一個小時，煮得濃濃的，然後趁熱喝。

每天喝三次，一個星期左右就能感覺身體舒服多了。

吃西瓜子剝下來的西瓜子殼，要是你有心，也可以留下來。這也是一味藥。

西瓜子殼對調理大便出血有好處。但是，直接吃它沒法消化，要煮水喝才可以。大便有時出現輕微出血的人，可以把西瓜子殼打碎了，用水煮一個小時，然後濾出水來喝。

吃甘草煮西瓜子，防咳喘又潤腸

曬乾的西瓜子，可以直接剝著吃。如果覺得這樣吃不夠味兒，也可以做炒瓜子或煮瓜子，那就更好吃了。

市場上賣的瓜子，加的調味比較多，吃多了對舌頭有刺激性。有的還放了人工香料，那就更不健康。其實，吃西瓜時一併蒐集西瓜子，就可以在家自己做了。

自己做，最好是做煮瓜子，既簡單方便，又不會像炒瓜子那麼容易上火。

煮瓜子的口味有好幾種，可以煮成五香口味的、醬油口味的、鹹香口味的、奶油口味的。要說老少咸宜，我覺得還是甘草口兒的比較合適。

・甘草煮西瓜子・

做法和吃法

配料比例：五百克（約一斤）西瓜子，大約用二十五克（約半兩）鹽，6克甘草。

1. 用一點食用的鹼麵，加清水把西瓜子先泡半天到一天，撈出來沖洗乾淨。

2. 把西瓜子、甘草、鹽放在鍋裡，加滿水，攪拌一下讓鹽溶解，泡二個小時。
3. 然後，把鍋放在火上，大火煮開以後，轉小火煮二個小時以上，一直煮到水乾為止。
4. 把煮好的西瓜子攤開晾乾，看到表面結出鹽霜就可以收起來了。

西瓜子殼外面有一層蠟質，用鹼水泡過以後再煮，比較容易入味。如果你嫌麻煩，也可以省略。

西瓜子仁配上甘草，可以防治慢性咳喘、氣管炎。老人、小孩經常吃點兒，都有好處。西瓜子仁還能潤腸通便，可以預防腸道乾燥造成的便祕。

解•惑•西•瓜•養•生•

1

問：陳老師好，孕婦能吃西瓜盅嗎？我快五個月了。謝謝！

允斌答：可以的。

吃法決定活法

第四章

蛋

蛋25

雞蛋

煮雞蛋用什麼水對人的身體最好

說起雞蛋，好像沒什麼好說的，家家戶戶的小孩都是吃雞蛋長大的。不過，能把雞蛋吃出最大營養價值的人還真不多，吃出毛病來的人倒不少。事情往往是這樣，天天見的東西也不見得完全瞭解。要是認真說說吃雞蛋的學問，這裡頭的故事和講究還真不少。

我見過用蒸鍋水煮雞蛋的人。這種水是煮開時間過長的水，重金屬含量比較高，雞蛋會把它們都吸進去。用這種水煮雞蛋，相當於喝了一鍋蒸鍋水。

還有人早上一起來，打開水龍頭就接一鍋水，先煮雞蛋。這也不好。經過一夜之後，自來水管道裡的存水裡頭含的重金屬特別高。一定要把這批水都放掉，然後再接水。可以的話，儘量別用普通自來水煮雞蛋，而是用可以直接喝的飲用水。

有人可能會問，普通的自來水燒開了也能喝。用來煮雞蛋有何不可？

你去看一看，家裡長期燒水用的水壺，裡邊會不會結水垢？水燒開了喝，不僅能殺菌，也能軟化水質。有害物質沉積在壺裡了，我們喝下去的就少了。但是，如果水裡放了雞蛋，雞蛋的吸附作用非常強，這些有害物質就會被雞蛋吸收，那我們吃這個雞蛋當然就會受害了。

米粥煮雞蛋，只有家裡的老人才能吃

雞蛋能吸收毒素，也能吸收營養。如果用好東西來煮雞蛋，就能夠增加它的價值，而跟雞蛋最搭配的莫過於米和麵了。

雞蛋是營養完整的食物，也就是說它具有生命所需要的全部營養。想想小雞是怎麼孵出來的你就能理解了。所以，咱們華人自古以來就講究給小孩和產婦吃雞蛋。

但是空腹吃雞蛋不太好消化，還容易產生脹氣，若配上米麵等滋養脾胃的主食，就能彌補它的不足，幫助人體更好吸收它的營養。雞蛋加米粥，蛋白質幾乎能百分之百被人體吸收，比喝牛奶還好。

母親說，最滋補的煮雞蛋，是放在米粥裡煮出來的。我家從前有一個規矩：米粥煮的雞蛋，只有家裡的老人有資格吃。為什麼呢？因為煮完雞蛋，一鍋粥的精華都跑到雞蛋裡了。

米粥煮雞蛋

做法和吃法

1. 把雞蛋洗乾淨，不要剝殼，放在煮稀飯的鍋裡一起煮熟。
2. 一定要在一開始水還是涼的時候下鍋，否則雞蛋會裂開。
3. 熟了以後，把雞蛋撈出來，剝殼就可以吃了。

米粥煮的雞蛋，剝開來看，顏色跟白水煮蛋有點不同，是潤澤的玉色，而且吃起來更香。

這樣煮出來的雞蛋，補益氣血的作用極強，相當於吃補中益氣丸。如果你是中氣不足的人，肺活量低，說話有氣無力，甚至有內臟下垂的症狀，每天吃一個米粥煮雞蛋，很快就可以看到效果。吃米粥煮的雞蛋還有開聲的作用，愛唱歌的人多吃一些，嗓音會變得越來越洪亮。

吃雞蛋，過熟傷身，過生傷命

在飯店吃早餐，總有煎雞蛋。那些雞蛋往往煎得兩面發黃，看起來很香，實際上有害，因為蛋白質變焦以後會產生致癌物質。

雞蛋久蒸或久煮也不好，會變得硬硬的，吃下去不容易消化，更嚴重的是蛋白質在長時間的高溫下會產生有毒物質。

前面說的在粥中煮雞蛋，由於米湯中含有澱粉，能保護蛋白質的營養，同時米湯有隔熱的作用，雞蛋是間接加溫的，不會產生毒素，所以時間可以稍長一些。而平時用白水煮雞蛋，時間就要短才好。白水煮雞蛋的最佳火候，是煮到蛋黃剛好凝固。這種雞蛋吃起來嫩嫩的，營養最容易吸收。

那雞蛋是不是煮個半熟更好呢？絕對不行。因為不熟的雞蛋可能含有活的沙門氏菌，會給人身體造成很大危害。

還有一種溏心蛋，就是蛋黃沒有煮熟，還是流質蛋液的那種。母親再三告誡我們，不要吃這種沒煮熟的雞蛋。她的兩位同事，都是在吃蛋的時候感染沙門氏菌而得急病的，如果不是搶救及時就沒命了。

可能有人說，我吃過生雞蛋也沒有出事啊。是的，一千隻雞蛋裡邊也許只有一個含有沙門氏菌。但是一個人一生要吃多少雞蛋呢？碰到沙門氏菌的機會比中樂透的概率還是要高得多了。

雞蛋只煮三分鐘

為了保有雞蛋的嫩度，又不至於溏心，母親經過試驗，找到了煮雞蛋的最佳方法。

做法：

1. **首先，雞蛋放在冷水裡下鍋，絕不能放熱水裡，否則蛋殼會爆裂開。**
2. **水開之後煮三分鐘，然後關火，蓋上鍋蓋等雞蛋自然冷卻，不燙手了再撈出來。**

注意不要提前撈出來，否則就會是溏心蛋。自然冷卻以後，蛋黃凝固了，蛋白還是嫩嫩的，很好吃。

這樣煮好的雞蛋，皮還特別好剝。好多人都說把剛煮好的雞蛋放在涼水裡過一下，皮就好剝了。母親卻不以為然。她說，熱雞蛋被涼水一激，根據熱脹冷縮的原理，皮肯定縮緊了，怎麼會好剝呢？經過比較，她發現，還是泡在鍋裡自然冷卻的那種最好剝。

記住水開後一定不能煮超過三分鐘的時間。超過三分鐘以後，每多煮一分鐘，雞蛋在胃裡的消化時間就會相對增加。原本只需要一個半小時消化的雞蛋，煮五分鐘以後，消化時間可能就是三個小時了。而煮的時間再長的就無法充分消化了。

怎樣蒸蛋最營養

在各種用雞蛋做的菜色中，最營養的是蒸蛋。蒸蛋是最好消化的，特別適合老人、小孩和脾胃虛弱的人。

記得很小的時候，我就能做出又嫩又滑的蒸蛋，多虧了母親傳授的竅門。雞蛋要蒸得好吃，第一步是要把雞蛋儘量打散，打得愈均勻愈好。打雞蛋也有竅門的。別人打雞蛋用兩根筷子，我用的是四根。

・蒸蛋・

做法和吃法

1. 四根筷子一起握在右手上，飛快的沿順時針攪拌，一陣「啪啪啪啪」響過之後，一碗均勻的雞蛋液就打好了，前後用不了二分鐘。這樣打出來的雞蛋蒸熟以後更蓬鬆。
2. 在打好的雞蛋液裡加入米湯。米湯的量大約是雞蛋液的兩倍。這是最關鍵的一步。一般蒸雞蛋都是加水，而母親的私房做法是一滴水也不加，完全用米湯代替水。這樣蒸出來的雞蛋才夠嫩，而且米湯含有的澱粉又能促進人體對雞蛋蛋白質的吸收。

3. 放一點點油和鹽。一定要放點油，蒸蛋的口感才會變得香滑。最好是豬油，不喜歡動物油的，放香油也可以。

4. 蒸鍋裡放水，把蒸蛋的碗放進去。不要蓋緊鍋蓋，稍微虛掩一點，中火蒸。水開以後，再蒸三至五分鐘就行了。

有時候，母親還會把曬乾碾成碎末的雞內金，撒一點在雞蛋裡一起蒸熟，有健胃消積食的作用，小孩子吃是最好的。

高膽固醇食物，比如蛋黃，跟高血脂病沒有直接關係

一、不吃蛋黃的人和一天吃四個雞蛋的人，誰容易得脂肪肝

很多人對雞蛋有誤解，認為蛋黃含膽固醇太高，不敢多吃。有的人更極端，吃雞蛋只吃蛋白，絕不吃蛋黃。這樣做對身體好嗎？

先舉兩個真實的案例。

兩位老年人。第一位六十多歲，身體偏瘦，一直很健康。自從二十多年前看到報紙宣傳蛋黃是高膽固醇食物後，就堅持只吃蛋白，不吃蛋黃。前兩年體檢，查出血脂膽固醇高了，輕微脂肪肝，他很意外。去醫院看病，醫生看看體檢結果，不假思索地說：「少吃點肉，少喝點酒。」他答：「我不喝酒，也從不吸煙，每天都吃蔬菜水果，很少吃肉。」醫生又說：「那你多鍛鍊身體。」他答：「我每天堅持散步，走六、七公里。」醫生也無語了，找不出原因所在，最後只能泛泛地囑咐他注意飲食了事。

第二位老人，八十多歲，年輕時身體不太好，得過病。他愛吃雞蛋，每天要吃四個，

早上兩個，中午兩個，到現在已經吃了二、三十年，而他的血脂一點都不高，血壓也正常。後面這位老人是誰呢？就是國家著名老中醫陸廣莘老先生。第一次見到陸老的時候，我非常吃驚，他的外貌看起來最多只有六十歲，而且思維敏捷，記憶力甚至超過許多年輕人。

國外專家做過一個實驗，讓一批六十歲以上的老年人每天吃兩個雞蛋，過一段時間檢查，他們的血脂都沒有升高。有一些胖人的腰圍反而變瘦了。

雞蛋的良性作用不僅限於老年人。為了驗證雞蛋降血脂的功效，十多年前我曾經拿自己做過一個實驗。生孩子之後體檢，血脂接近正常範圍的上限。接著我每天吃三到四隻雞蛋。過了不到一年，再次體檢，發現血脂過低了，接近於下限。

體檢科的醫生在體檢結果上批了五個字：請加強營養。我看了不由得一笑：「我吃這麼多雞蛋，還常吃動物內臟，也從不忌口，全家人不吃的肥肉都給我吃了，還要怎麼加強營養呢？」

二、人離開膽固醇是活不了的

單純從食物成分來分析，一個蛋黃含的膽固醇相當於人體一天需要的量。後面這位朋友天天吃兩三個雞蛋，血脂應該早就超標了才對，怎麼會變低呢？而前面那位常年吃低膽固醇的食物，照樣得了脂肪肝，又是怎麼一回事呢？

其實，原因就在於，人體內的膽固醇大多不是吃進去的，而是自身合成的。人離開膽固醇是活不了的，所以，人體要努力維持膽固醇的數量穩定。

怎麼維持呢？就是自身合成的數量，以及腸道對食物膽固醇的吸收量。如果你吃的膽固醇少，那身體就會儘量把它們充分吸收，並且自己多合成一些；如果你吃的膽固醇多，那它就會少吸收一些，同時又會少合成一些。

比如，蛋黃含膽固醇高，人體如果不需要那麼多，就會指揮腸道少吸收一些，多餘的就分解排出體外。但是如果你便祕，那麼這些東西長期停留在腸道，就會被重新吸收，但它們已經被分解了，沒有利用價值，就變成廢物堆積起來了。

所以說，如果你身體健康，不論你吃的食物含膽固醇高還是低，你的身體都會幫你把體內的膽固醇維持在一個最佳的水準。反過來講，如果你的代謝功能失調，那麼不論你吃的食物含膽固醇高還是低，都有可能得高血脂病。

這裡頭的道理要細講起來，還很長，我們以後再說。在這裡簡單地講講，主要是說明，高膽固醇的食物，比如說蛋黃，跟高血脂病並沒有直接關係。有些人之所以血管有膽固醇沉積，主要是因為代謝不正常造成的。

三、蛋黃含有膽固醇，也含有能降低膽固醇的物質

還有一點，前面的實驗中，每天吃三、四個雞蛋為什麼血脂會偏低呢？大自然的造化是很奇妙的。雞蛋具有完美的營養，它其中的營養成分是互相平衡的。

大家都知道卵磷脂吧？它最早就是從蛋黃中發現的，所以也被稱為蛋黃素，它在蛋黃中的含量特別高。卵磷脂有什麼作用？它能降低血脂，清除血管壁上沉積的膽固醇，還能保護肝臟。

蛋黃含有膽固醇，也含有卵磷脂。卵磷脂能讓膽固醇變成特別細小的顆粒，百分之百的被人體吸收利用，絕不會堆積在血管裡。

一個健康的人吃了大量蛋黃，對於其中的膽固醇，人體會自動選擇不吸收多餘的部分。而其中的卵磷脂被人體吸收後，卻產生了降低血脂的作用。這樣一進一出的不平衡，就使得血脂越來越低了。

而且，卵磷脂又是保肝的。古代中醫早就發現雞蛋能調理肝病，這其中就有卵磷脂的作用。人體的脂肪靠肝臟代謝，肝臟健康，血脂就不會過剩。這就是愈吃雞蛋血脂愈低的原因。

當然，各人的體質不同。有的人多吃雞蛋也沒事，但有的人體內缺乏分解蛋白質和脂

肪的酶，就不能超量的吃雞蛋。不是因為其中的膽固醇，而是因為你分解不了大量的蛋白質和脂肪。

那麼大概吃多少合適呢？對一般人來說，一天一兩個雞蛋就可以保持營養平衡了。

蛋清和蛋黃一起吃，才能陰陽平衡，得到完整營養

古人把雞蛋稱為長壽果，是有深意的。

前面我說過，雞蛋是完整營養。這種營養是由蛋黃和蛋清組合產生的，二者缺一不可。

小孩子都特別愛吃雞蛋黃，小時候父親老是讓給我們吃。母親看到就會制止，說：「你們必須蛋白蛋黃都吃，才能酸鹼平衡。」

後來，我發現，豈止是酸鹼平衡。蛋白蛋黃搭配在一起，才會寒熱平衡、升降平衡、氣血平衡……總結起來，就是陰陽平衡，這樣才對人體最補。單吃其中的任何一樣都容易造成偏差。

從中醫的角度說，蛋清是涼性的，能清熱解毒；蛋黃是溫性的，能止嘔止瀉。

蛋清重在氣，是補氣的；蛋黃重在味，是補血的。

蛋清是提神的，蛋黃是安神的。蛋清能潤肺，調理熱咳咽痛；蛋黃能養心，調理心煩失眠。

蛋清和蛋黃一起用，就是氣血雙補了，能滋陰潤燥，補腎養精。

所以吃雞蛋的時候，一定要蛋黃和蛋清都吃，使陰陽平衡，才能得到完整的營養。如果只吃其一，不僅營養價值大打折扣，時間長了還會造成陰陽失調。

陰陽平衡是生命之道。小至雞蛋，大至宇宙，概莫能外。

記得被四歲的孩子問過一個問題：宇宙大爆炸之前的世界是什麼樣子？我一時不知如何回答。據說宇宙最初是一片混沌的。為什麼從一片混沌中，能創造出世間萬物呢？有一天，我看到最新的科學發現說，宇宙是一只雞蛋的形狀，頓時受到了啟發。

混沌未開的原始宇宙不就像是一只雞蛋嗎？

用中國傳統哲學的語言來說，宇宙是由陰陽兩類物質構成，就像雞蛋中的蛋黃和蛋清。陰陽相聚產生了能量，聚集到一定程度，大爆炸發生，就產生了世界上的一切。正如一片混沌的雞蛋，突然有一天裂開，鑽出來一隻有頭有腳的小雞。

雞蛋就像是一個小小的原始宇宙。蛋黃和蛋清這一陰一陽組合在一起，就具備了生命所需要的全部營養，不需要借助任何外來的物質，就可以培養出一個生命。

這樣完美的陰陽平衡，不要破壞它，好好地利用它，才是順應自然之道的做法。順應自然之道，怎麼會不長壽呢？

雞蛋殼能強壯人的體質，還有很多妙用

如果說蛋清和蛋黃是一對陰陽關係，那麼蛋殼和它們又構成了一對大的陰陽關係。怎麼講呢？很簡單，食物的皮與肉永遠是一對陰陽關係。雞蛋之不足，正需要雞蛋殼來彌補。

我們現在吃雞蛋，通常都把蛋殼扔掉，頂多用它泡水澆澆花。而古人是把蛋殼作為一味正式的中藥寫入《本草》的（古代把中藥類的書籍稱為《本草》）。蛋殼的作用有：收斂、制酸、止血、補鈣，能調理白內障、皮膚痘瘡、胃炎胃痛、佝僂病甚至骨結核。

1. 雞蛋是好東西，但是吃多了會消化不良，導致反酸、口臭。還有人對雞蛋的蛋白質過敏，吃了以後全身發疹子，甚至哮喘。這時候，雞蛋殼就有用武之地了。只要把蛋殼碾成粉吃下去，就可以調理上面這些症狀。

有意思吧，這就是自然的奇妙之處。給你一樣東西，就是要讓你把它從裡到外都用到極致。

2. 雞蛋是安胎的，而蛋殼是下胎的。

3. 雞蛋可以固澀小便，而蛋殼是調理小便不通的。

4. 雞蛋的蛋白質豐富，蛋白質過剩對眼睛不好，而蛋殼是可以明目的。

5. 雞蛋是補血的，而蛋殼是壯骨的。

6. 吃了其他含蛋白質的食物，比如海鮮、河鮮等引起的類似症狀，用蛋殼粉來調理也有效。

7. 小孩起了濕疹，如果破了，流出黃水的，還可以把蛋殼粉調上一點橄欖油來外敷。

8. 蛋殼粉相當於天然的鈣片。

小孩缺鈣導致營養不良、佝僂病、手腳抽搐的，都可以用蛋殼粉來調理。

用量一般按年齡算，半歲每次吃半克，一歲每次吃一克，兩歲每次吃兩克，以此類推，十歲以上到成年人，都是十克。每天早晚各一次就可以了。

我家沒有人需要補鈣。母親就把家裡吃雞蛋剩下的蛋殼都收集起來，蒸過晾乾後，碾碎給她養的賽鴿吃，效果不錯，鴿子吃後長得壯，長途飛行的耐力強，還在國際大賽上得過獎呢。

9. 雞蛋殼也是很好的止血藥，凡出血症都可調理，比如咳血、便血。每次吃一小勺，每天三次，三五天就可以止血。

不僅是外出血，內出血也可以治療，比如胃潰瘍出血。我母親親眼見過外公用雞蛋殼治療胃潰瘍，幾次就見效了。

蛋殼有止血收斂作用，吃到胃裡，能覆蓋住潰瘍面，幫助它癒合。胃潰瘍是胃酸過多引起的，蛋殼又能中和胃酸，使它不會再腐蝕胃黏膜。

‧‧‧蛋殼粉

做法和吃法

先用蒸鍋蒸半個小時給蛋殼消毒，晾乾後再碾碎，但蒸過的蛋殼不容易碾細，可以用果汁機或調理機來打碎，一般家用的食物料理機都有磨粉的功能。蛋殼粉磨得愈細，效果就愈好，也更容易吃下去。

解惑雞蛋養生

1

問：雞蛋殼該怎麼收集？比如我一天有兩個雞蛋殼該怎麼放起來，然後才可以積攢多了一起弄成粉？

允斌答：洗乾淨堆放起來就好，收集得夠多了再一起蒸煮消毒。

2

問：用米湯煮雞蛋，請問什麼時候下雞蛋呢？

允斌答：冷水、米、雞蛋一起下鍋。

3

問：現在的雞蛋殼上面都印著紅字，去不掉，怎麼辦呢？如果是水煮蛋那紅字會消掉，可是放到粥裡煮著吃安全嗎？

允斌答：試試用白酒擦一下看看紅字能不能消掉。如果不行，那就不能煮到粥裡了。

4

問：陳老師，煮雞蛋和薑棗茶能同時吃嗎？

允斌答：可以的。

蛋26

鹹鴨蛋

吃鹹鴨蛋的智慧

每年一到端午，從早上開始，就接二連三地收到手機簡訊，都是朋友們發來的過節祝福。五花八門的祝福語，離不開一個主題：吃粽子。

端午節似乎成了粽子節。其實，粽子不應該是端午節的唯一主角。還有一樣同樣重要的端午節美食，就是鹹鴨蛋。

粽子有清熱解暑的功效，可惜比較黏膩，多吃不易消化，尤其是小孩不宜多吃。而傳統民俗中，鹹鴨蛋卻是小孩過端午必吃之物。

蛋26
鹹鴨蛋

端午節吃的鹹鴨蛋，一般是用清明前後的鴨蛋醃製的。開春以後，鴨子吃的活食多。有句諺語說「清明螺，肥如鵝。」鴨子吃了這些營養豐富的活食，產下的蛋最飽滿，氣室特別小，營養最好。

新鮮的鴨蛋有些腥味，經過鹽醃製，腥味去除了，而且營養更容易吸收。鴨蛋性寒涼，能清肺火。而鹽是至陰之物，經過鹽醃的鴨蛋，清火的效果更好。鹹味入腎，能充分發揮鴨蛋滋養腎陰的功效。

吃點鹹鴨蛋，對小孩積食、咳嗽和濕疹都有調理作用。

對於大人來說，如果是陰虛火旺體質，比如說平時怕熱，愛口渴，睡覺愛出汗的人，也適宜常吃鹹鴨蛋，能養陰，降虛火。

賽蟹黃

一般體質的人，尤其是脾胃有些虛寒的人，可以換一種吃法，吃「賽蟹黃」。這是我最喜歡的鹹鴨蛋吃法。

‧‧‧賽蟹黃

做法和吃法

1. 將兩個鮮雞蛋、一個生的鹹鴨蛋，一同打散攪勻，放入兩到三勺薑末。
2. 用普通炒雞蛋的方法炒熟，最後澆上一勺醋，翻炒幾下起鍋。

這道菜顏色有黃有白，香味濃郁，吃起來味道酷似蟹肉和蟹黃，在我家很受歡迎。

這道菜中，鴨蛋和雞蛋寒熱平衡，薑和醋相得益彰，是一道適合夏天吃的美食。

如何做出比市場上好吃又有營養的鹹鴨蛋

市場上買的鹹鴨蛋往往過鹹，不適宜老年人或小孩吃。如果買得到新鮮的鴨蛋，可以在家自己做。

一般製作鹹鴨蛋是用鹽水泡，或是裹泥。這兩種方法適合工廠大量生產，家庭來做就比較麻煩。我從一位洞庭湖畔的婦人那裡學了一個傳統醃製鴨蛋的方法，十分簡單好操作，做多少都可以，而且便於儲存，推薦給大家：

・・・・・自製鹹鴨蛋

做法和吃法

1. 取新鮮的鴨蛋，不要用水洗，準備一小碗白酒，一碟鹽。
2. 先將鴨蛋放進酒裡蘸濕，然後把蛋全身沾上鹽。如果想不那麼鹹，就把蛋的兩頭沾上鹽就成了。用乾淨的容器或者塑膠袋盛裝，放在冰箱保存。兩星期以後就可以食用了。
3. 如果放置的時間長一些，鹹味會更重一點。

注意：這個方法的重點是鴨蛋不能沾水，否則容易壞。如果蛋殼太髒可以用白酒輕輕擦拭一下再做。

解惑鹹鴨蛋養生

1

問：老師，鴨蛋用白酒消毒後，兩頭蘸鹽就直接放進罈子裡封閉了。現在有二十多天了，剛剛拿了兩個上面的鴨蛋出來煮了，可是基本沒有鹹味，蛋黃也不是紅色的。是哪裡出了問題？是不是底下的鴨蛋會鹹一點呢？

允斌答：可能用的鴨蛋比較大，兩頭沾鹽的面積小了，鹽的厚度可能也不夠，再等十天看看。著急吃的話，可以整個沾上鹽。

2

問：允斌姐姐，看了你的書想自製鹹鴨蛋，書裡說有水容易壞。但是鮮鴨蛋是放冰箱保存的，放在常溫下醃製會沁出水的，可以放在冰箱醃制鹹鴨蛋嗎？

允斌答：夏天自製無水鹹鴨蛋可以放在冰箱裡保存。其他季節也可以放冰箱，我自己也是這樣做的。

3

問：雞蛋也可以用這種方法做鹹雞蛋嗎？

允斌答：可以的。

蛋27

皮蛋

吃皮蛋的智慧

要吃皮蛋，就吃無鉛的。

皮蛋的寒性有食療的作用，它可以清瀉肺熱，去大腸火。體內熱重的人，吃些皮蛋會很舒服。

愛抽煙的人，往往肺上有熱；愛喝烈酒的人，往往大腸裡有熱。這些朋友都適合常吃些皮蛋。喝酒的時候，配上一道皮蛋作為下酒小菜，還有一定的解酒作用。

皮蛋味道鮮美，但是現在很多人不敢吃，因為怕皮蛋裡含鉛。現在市面上有一種無鉛皮蛋，實際上，這種無鉛皮蛋可能不含鉛，也有可能含鉛。

在衛生署「蛋類衛生標準」中有明文規定，蛋類的鉛含量必須小於0.3ｐｐｍ（百萬分之一），蛋類的銅含量必須小於５ｐｐｍ，來確保皮蛋的品質。所以，「無鉛皮蛋」並不是說絕對不含鉛，只要是含鉛量低於國家規定標準的，都被稱為「無鉛皮蛋」。不過，在技術改良下，現在市面上也有標榜無鉛的皮蛋可供選擇。大家購買皮蛋時，可以挑選有完整包裝的、ＣＡＳ認證的蛋品，讓食安多一重保障。

為什麼皮蛋大多含鉛呢？因為在皮蛋的傳統製作方法中，一般要用到一個黃丹粉。黃丹粉是一種含鉛的礦物質，可以入藥，中藥名稱叫作密陀僧。密陀僧一般是作為外用藥來使用的。

鉛對我們身體的危害，是盡人皆知了。所以，如果你喜歡吃皮蛋，要注意適量。特別是太小的孩子，為了安全起見，儘量不要給他吃買來的皮蛋。

如何自製無鉛皮蛋

如果你想吃到安全放心的皮蛋，可以試試自己製作。怎麼做呢？你只需要用一些蠶豆的稈就可以了。

春天收完蠶豆以後，蠶豆稈就沒有用了。如果你正好去郊遊，就可以順便收集一些。

‧‧‧自製皮蛋‧‧‧

做法和吃法

1. 把收集來的蠶豆稈曬乾，還可以加一點松針，一起燒成灰。
2. 在蠶豆稈灰中加少許鹽，用水調成泥狀，裹在新鮮的生鴨蛋上，用罈子或食品袋密封好。
3. 做好的皮蛋放置一個多星期後，就可以吃了。這時候皮蛋的鹼性仍比較重，如果再放上十來天，等鹼性揮發掉一些，那口味就更好了。

沒有了含鉛的後顧之憂，就可以放心的吃皮蛋了。其實，不含鉛的皮蛋不只是味道鮮美，與鮮鴨蛋相比，還有它獨特的營養價值。

草木灰通過蛋殼滲透進去，與蛋清和蛋黃產生化學反應，使蛋白質分解變成了多種胺基酸，這就是皮蛋鮮味的來源，也使得它的營養比鮮鴨蛋更好吸收。

吃皮蛋，要配薑醋汁

一般吃皮蛋，都要配薑醋醬汁。大家知道為什麼嗎？

首先，皮蛋的鹼性大，所以，我們要加醋來中和這個鹼性。對於胃酸分泌不足的人來說，這一點尤其重要，可以避免皮蛋的鹼性刺激腸胃。

如果是胃酸分泌過多的人，吃皮蛋的時候可以少放點醋，甚至不放，而是改放點醬油，利用皮蛋的鹼性來緩解胃部的不舒服。

其次，鴨蛋是涼性的。製成皮蛋以後，涼性更重，變成寒性的了。所以，吃皮蛋的時候，最好加點薑來平衡它的寒性。許多朋友愛點一道涼菜，叫燒椒皮蛋，這道菜是用新鮮青椒來配皮蛋的，皮蛋的寒性被辣椒的熱性中和，吃起來特別舒服。

皮蛋雖然性寒，卻不涼胃。所以，胃寒的人想吃也是可以的，多配點薑、辣椒就行了。

皮蛋有收澀的作用，醋也是收澀的，二者都寒涼，所以，女孩子在生理期間，要儘量少吃點兒皮蛋。

吃法決定活法2　改變病況和壞體質

作　　者——陳允斌
責任編輯——楊淑媚
封面設計——黃新鈞
內文設計——葉若蒂
攝　　影——二三開影像興業社
校　　對——楊淑媚
行銷企劃——王聖惠

第五編輯部總監——梁芳春
發 行 人——趙政岷
出 版 者——時報文化出版企業股份有限公司
10803臺北市和平西路三段二四〇號七樓
發行專線——（〇二）二三〇六六八四二
讀者服務專線——〇八〇〇二三一七〇五、
（〇二）二三〇四七一〇三
讀者服務傳真——（〇二）二三〇四六八五八
郵撥——一九三四四七二四 時報文化出版公司
信箱——臺北郵政七九～九九信箱
時報悅讀網——www.readingtimes.com.tw
電子郵件信箱——yoho@readingtimes.com.tw
法律顧問——理律法律事務所　陳長文律師、李念祖律師
印　　刷——勁達印刷有限公司
初版一刷——二〇一八年六月二十二日
定　　價——新臺幣三五〇元
⊙行政院新聞局局版北市業字第八〇號

時報文化出版公司成立於一九七五年，並於一九九九年股票上櫃公開發行，於二〇〇八年脫離中時集團非屬旺中，以「尊重智慧與創意的文化事業」為信念。

吃法決定活法. 2, 改變病況和壞體質 / 陳允斌作. -- 初版. -- 臺北市 : 時報文化, 2018.06　面；　公分
ISBN 978-957-13-7441-3(平裝)
1.食療 2.養生

413.98　　107008775